Warum Verben grün sind

Europäische Hochschulschriften
Publications Universitaires Européennes
European University Studies

**Reihe XI
Pädagogik**

Série XI   Series XI
Pédagogie
Education

Bd./Vol. 1026

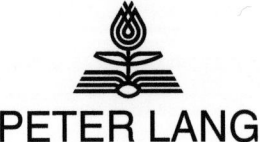

PETER LANG
Frankfurt am Main · Berlin · Bern · Bruxelles · New York · Oxford · Wien

Susanne Ott

Warum Verben grün sind

Autismus und Spracherwerb
unter Einbezug von
Intersubjektivitätstheorien
und neurophysiologischen
Erkenntnissen

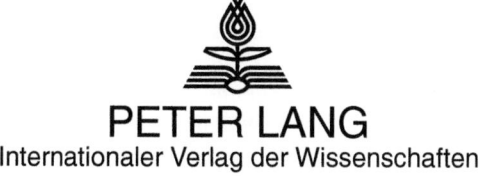

PETER LANG
Internationaler Verlag der Wissenschaften

Bibliografische Information der Deutschen Nationalbibliothek
Die Deutsche Nationalbibliothek verzeichnet diese Publikation in
der Deutschen Nationalbibliografie; detaillierte bibliografische Daten
sind im Internet über http://dnb.d-nb.de abrufbar.

Gedruckt auf alterungsbeständigem,
säurefreiem Papier.

ISSN 0531-7398
ISBN 978-3-631-63782-1
© Peter Lang GmbH
Internationaler Verlag der Wissenschaften
Frankfurt am Main 2012
Alle Rechte vorbehalten.

Das Werk einschließlich aller seiner Teile ist urheberrechtlich
geschützt. Jede Verwertung außerhalb der engen Grenzen des
Urheberrechtsgesetzes ist ohne Zustimmung des Verlages
unzulässig und strafbar. Das gilt insbesondere für
Vervielfältigungen, Übersetzungen, Mikroverfilmungen und die
Einspeicherung und Verarbeitung in elektronischen Systemen.

www.peterlang.de

Danksagung

Ich danke meinen Professoren, Herrn Wolfgang Jantzen und Herrn Georg Feuser. Sie haben mir die Augen für die verborgenen Welten in dieser sichtbaren geöffnet, samt der darin wirkenden Gesetzmäßigkeiten.

Für die freundliche Genehmigung, die aufgeführten Grafiken verwenden zu dürfen, danke ich Michael Arbib, Kurt Fischer, Wolfgang Jantzen und Colwyn Trevarthen. Ebenso danke Jessica Kingsley Publishers für die Erlaubnis, genannte Abbildungen aus 'Children with Autism' (Trevarthen 1998), ISBN 1 85302 555 0 benutzen zu dürfen.

Für die verbessernde Aufarbeitung der Grafiken bedanke ich mich bei Gregor Schöner.

Allen Wegbegleitern, die mir kurz- oder langfristig zur Seite standen, insbesondere meinen Töchtern Rhona und Ina, meinen Schwestern Sabine und Sylke, ebenso wie Helga, Andrea und Cornelia für ihre rat- und tatkräftige Unterstützung während meines Studiums, und meiner Mutter Gisela für Vieles meinen Dank.

Den größten Dank einer liebevollen höheren Macht, die in ihrer weisen Schöpfungskraft stets für alles sorgt.

Vorwort

WOLFGANG JANTZEN

Zu Autismus existiert eine schon lange nicht mehr zu überschauende Vielzahl von Publikationen. Sichtet man den gegenwärtigen Diskussionsstand, so treten eine Reihe ernsthafter Probleme auf verschiedenen Ebenen ins Zentrum der Diskussion. Offensichtlich ist, dass eine bloß klassifizierende, normorientierte psychiatrische Diagnostik wie in DSM-IV oder ICD-10 nur die Oberfläche der Problematik widerspiegelt.

Bezogen auf die notwendige Konzeptbildung der Psychopathologie hebt Kagan (1997, 331) hervor, dass alle gegenwärtigen diagnostischen Kategorien in ätiologischer Hinsicht heterogen sind. Entsprechend bemerken Rutter & Sroufe (2000, 278) auf Autismus bezogen, dass sich der Phänotyp weit über die traditionellen Grenzen der Autismus-Diagnose erstreckt; atypische Varianten können auch aus kongenitaler Blindheit oder aus schwerer sozialer Deprivation bzw. Nahrungsdeprivation resultieren. Auch das Hospitalismussyndrom, das erstaunliche Übereinstimmungen zur Deprivation bei Tieren aufweist, bringt dem Autismus ähnliche Verhaltensweisen hervor.

Ist es wirklich so, dass „normales Sozialverhalten [...] bei autistischen Menschen in keiner Entwicklungsphase zu beobachten!" ist (Petermann & Cordes 2000, 205)? Oder handelt es sich um ein Artefakt, das durch Reproduktion isolierender Bedingungen ständig rekonstruiert wird? Haben nicht viel eher 40 Stunden Verhaltenstherapie in der Woche (ebd.) den Charakter „einer Karikatur des Watsonschen Behaviorismus", wie Eisenberg, ein Mitarbeiter Kanners, bezogen auf häufig vorfindbare Strukturen in der Erziehungssituation autistischer Menschen festhält (zit. nach Bettelheim 1983, 510)? Hatte Feuser schon 1979 recht, als er formulierte: „Das autistische Kind ist nicht autistisch"? Und wie ist die Bemerkung von Donna Williams (1997), die selbst „Autistin" ist, einzuschätzen, dass das, was andere Menschen für Autismus halten, Selbstverteidigungsmechanismen sind? (vgl. auch Williams 1994, 293 ff.).

Diese Widersprüche illustrieren einen Zusammenhang, der sich einer bloß linear-deterministischen Betrachtung verschließt. Gleiche autistische Ausdrucksformen resultieren aufgrund verschiedener Ausgangspunkte von Isolation durch die Primärschädigung (Äquifinalität bei Multikausalität) und unterschiedliche „autistische Symptome" zeigen sich je nach Situation des isolierenden oder partizipierenden sozialen Umgangs bei gleichen Ausgangspunkten (Multikausalität bei Äquifinalität). Hatten Lauretta Bender ebenso wie Kurt Goldstein möglicherweise recht, dass Autismus nicht ein angeborener Defekt, sondern eine Reaktion auf einen solchen ist, „also eine Reaktion, durch die das kranke Kind eine Katastrophe vermeidet" (Bettelheim 1983, 512) und einen seinen Fähigkeiten adäquaten Lebensraum schafft?

Das Grundproblem dieser Debatte ist, dass sie mit der zunehmenden Aufdeckung einer organischen Grundlage des Autismus als einer Form „zentraler Wahrnehmungsstörung" von einem psychologisch-sozialwissenschaftlichen zu einem biologisch-naturwissenschaftlichen Paradigma kippte. Leider sind gegenwärtig entwicklungsneurobiologisch und entwicklungs-psychologisch orientierte Theorien, die Autismus nicht als generell als Verschiedenes, sondern als *einen* möglichen Entwicklungspfad in einer durch Vielfalt und Differenz gekennzeichneten menschlichen Entwicklung begreifen, nach wie vor im Hintertreffen gegenüber einem in großen Teilen der Praxis vorherrschenden Empirismus, verbunden mit einer Orientierung an gut handhabbaren Methoden (vgl. z.B. Beneker, 2012).

Wir selbst haben in den langen Jahren der Existenz des Studiengangs Behindertenpädagogik an der Universität Bremen durchgängig einen entwicklungsorientierten Weg der sozialen Rekonstruktion von so genannter Pathologie beschritten, wie er sich heute in der internationalen Diskussion zunehmend wieder bemerken lässt. Dabei haben wir in methodologischer Hinsicht auf die großen Entwicklungspsychologien in den Traditionen von Vygotskij ebenso wie von Piaget, Wallon oder von Spitz zurückgegriffen, zugleich immer orientiert an den neuesten entwicklungspsychologischen Diskursen. In diese Richtung ordnet sich auch die vorliegende Arbeit von Susanne Ott ein:

Susanne Ott unternimmt auf dem Hintergrund von Vygotskijs kulturhistorischer Theorie und Neuropsychologie eine Neulektüre von Autismus und Sprachentwicklung unter Aufarbeitung sowohl zunehmender Auseinandersetzung von Menschen aus dem Autismus-Spektrum mit den Phänomenen dieses Syndroms als auch aktuellen neurowissenschaftlichen, insbesondere auch entwicklungsbezogenen Konzeptionen, sowohl in allgemeiner als auf Autismus bezogener Ausrichtung (Schore, Trevarthen, Fischer, Thatcher, Arbeitsgruppe zu Spiegelneuronen der Universität Parma).

Die Diskussion erfolgt eingebettet in Lurijas neuropsychologische Konzeption der raumzeitlichen Organisation des menschlichen Gehirns (frontal vs. postzentral) sowie der raumzeitlichen Organisation der Sprachprozesse zwischen paradigmatischem Raum-Pol und syntagmatischem Zeit-Pol.

Zurückgreifend auf Vygotskijs Theorie von ‚Defekt und Kompensation' führt sie Leserinnen und Leser durch jene Teile der aktuellen humanwissenschaftlichen Diskussion, die – in Konkordanz mit den zunehmend vorliegenden autobiographischen Berichten über ein Leben mit Autismus – diesen als divergente Ausdrucksform menschlichen Seins auf anderen Entwicklungspfaden rekonstruierbar und denkbar machen, wobei die gegenwärtige Praxis von Pädagogik und Therapie nicht in toto verworfen wird.

Moderne Forschungen zu Autismus ergeben Sprachentwicklungs- und Realisationsverläufe mit deutlichen Ähnlichkeiten zur dynamischen Aphasie, so dass in dieser Hinsicht auf die von Cvetkova aufgezeigten therapeutischen Strategien der sorgfältigen Aufgaben- und Situationsstrukturierung zurückgegriffen werden kann. Diese aber dürfen nicht wie in den gegenwärtig dominierenden verhaltenstherapeutischen Konzepten als bloße Technik missverstanden werden. Gemeinsam geteilte Vielfalt ist, so die Entdecker der Spiegelneuronen, der entscheidende Schlüssel zu gesunder und reichhaltiger Entwicklung. Sie verlangt gerade bei reduzierten Fähigkeiten der Entschlüsselung emotionalen Ausdrucksverhaltens der Umgebung (eine der Grundsymptomatiken von Autismus) vor allem die Entwicklung von Formen des Dialogs und der Anerkennung, die dieser Situation Rechnung tragen.

Susanne Otts Arbeit, präzise und ohne Redundanzen geschrieben, eröffnet vielfältiges Reflexionswissen für das Einlassen auf den sinn- und systemhaften Aufbau derartiger Prozesse, und beschreitet damit erfreulicherweise einen Weg fernab jeglicher verhaltenstherapeutischer Strukturierung im Sinne bloßer Verfahrenstechnologie.

Literatur:
Beneker, C. (2012): Gefangen in einer eigenen Welt. Das Deutsche Forschungsinstitut für Autismus setzt auf ein besonderes Trainingsprogramm. ÄrzteZeitung.de, URL: <http://www.aerztezeitung.de/medizin/krankheiten/neuro-psychiatrische_krankheiten/article/808401/gefangen-eigenen-welt.html.de> (20.5.2012)

Bettelheim, B. (1983): Die Geburt des Selbst: Erfolgreiche Therapie autistischer Kinder. Frankfurt/M.

Feuser, G. (1979): Grundlagen zur Pädagogik autistischer Kinder. Weinheim

Kagan, J. (1997): Conceptualizing psychopathology: The importance of developmental profiles. In: Development and Psychopathology, 9, 321-334

Petermann, F. & Cordes, Ragna (2000): Autistische Störungen. In: Petermann, F. (Hrsg.): Fallbuch der Klinischen Kinderpsychologie und Psychotherapie. Göttingen, 205-228

Rutter, M. & Sroufe, L.A. (2005): Developmental psychopathology: Concepts and challenges. In: Development and Psychopathology, 12, 265-296.

Williams, Donna (1994): Ich könnte verschwinden, wenn du mich berührst. Erinnerungen an eine autistische Kindheit. München.

Williams, Donna (1997): Krankheit als Schicksal. Donna Williams im Interview. Videoaufnahme 25.01.97. Spiegel TV: Hamburg

Inhaltsverzeichnis

Einleitung 15

1 Theoretische Grundlagen 19
   1.1 Modelle zur Beziehung von Selbst und Umwelt 19
   1.2 Die Entwicklung des Psychischen 22
      1.2.1 Abriss über Lev Vygotskij und die Kulturhistorische Schule 22
      1.2.2 Grundannahmen der Entwicklung nach Vygotskij 23
      1.2.3 Entwicklung unter erschwerten Bedingungen:
           Defekt und Kompensation 25
   1.3 Die Entwicklung des Physischen 27
      1.3.1 Zu den Grundlagen der Gehirnentwicklung 27
      1.3.2 Das funktionelle System nach Lurija 28
   1.4 Der Aufbau von Wissen 30

2 Aspekte zum Autismus 33
   2.1 Zur Definition und Diagnose 33
   2.2 Abriss zur Autismusforschung und Allgemeines 35
   2.3 Ursache von Autismus: Die Störung der Intersubjektivität 38
      2.3.1 Die Störung der Selbstregulation 39
           Exkurs: Die Formatio reticularis 39
      2.3.2 Die Störung der Regulation von Selbst und Anderem 42
           Das intrinsische Motivsystem – Intrinsic Motive Formation 42
           Das emotionale Ausdruckssystem – Emotional Motor System ... 43
      2.3.3 Die Störung der Intersubjektivität 45
           Die basale Intersubjektivität 46
           Die primäre Intersubjektivität 46
           Die sekundäre Intersubjektivität 48
      2.3.4 Störungen der Kommunikation 49
   2.4 Grundlegende Fakten und Konsequenzen: Ausgewählte Merkmale 51
   2.5 Selbstdarstellung von Autisten 56

3 Das kognitive Embodiment 59
   3.1 Definition, Lokalisation und Funktionsweise 60
   3.2 Spiegelneurone – kanonische Neurone 63
   3.3 Spiegelneurone und Sprache 65
      3.3.1 Kriterien für Sprachbereitschaft 66
      3.3.2 Kriterien für Sprache 68
            Exkurs: Der Kern eines Dialogs 69
   3.4 Die Beeinträchtigungen des Spiegelneuronensystems bei Autismus 69
      3.4.1 Die verkörperte Simulation auf phonologischem Niveau 71
      3.4.2 Die verkörperte Simulation auf inhaltlichem Niveau 71
      3.4.3 Die verkörperte Simulation auf syntaktischem Niveau 72

4 Aspekte zur Sprache 73
   4.1 Was ist Sprache? 73
   4.2 Denken und Sprechen 74
      4.2.1 Urspung und Erwerb 75
      4.2.2 Sinn und Bedeutung 77
      4.2.3 Entwicklung von der äußeren zur inneren Sprache 78
   4.3 Die ontogenetische Entwicklung der Operationskompetenzen 79
      4.3.1 Die prosodische Kompetenz 80
      4.3.2 Die linguistische Kompetenz 80
      4.3.3 Die pragmatische Kompetenz 82
   4.4 Zur Sprachkompetenz von Autisten 83
         Exkurs: Aufbau der unterschiedlichen Sprachzentren 86

5 Resümee der bisherigen Ausführungen 89

6 Möglichkeiten zur Stärkung der Kommunikation 93

7 Ausblick 97

Literaturverzeichnis 99

Abbildungsverzeichnis

Abbildung 1: Lebendes System
(nach: Varela & Maturana 1987) 19

Abbildung 2: Psychische Prozesse im Raum-Zeit-Gefüge
(aus: Jantzen & Siebert 2003, 409) 20

Abbildung 3: Subjektive und intersubjektive Räume
(AB in VAK 12-119-G-H-620 – Soziologie der Intersubjektivität,
WiSe2006/07, Universität Bremen) 21

Abbildung 4: Unterteilung des menschlichen Gehirns, von links
(nach: Trevarthen 1998, 63) 29

Abbildung 5: Zyklen von Ebenen und Stufen der 'dynamic skill theory'
(nach: Fischer 2002, 286) 31

Abbildung 6: Emotionales und motivationales reticuläres System
(aus: Trevarthen 1998, 66) 40

Abbildung 7: Das EMS
(aus: Trevarthen 1998, 70) 44

Abbildung 8: Die primäre Intersubjektivität
(aus: Trevarthen 1998, xiii) 47

Abbildung 9: Die sekundäre Intersubjektivität
(aus: Trevarthen 1998, 102) 49

Abbildung 10: Anomalitäten in Anatomie oder Funktion verschiedener
Hirnareale, wie von Autisten berichtet
(aus: Trevarthen 1998, 86) 52

Abbildung 11: Perzeption und Produktion von Sprache
(aus: Arbib 2005, 107) 73

Abbildung 12: Die Beeinträchtigung verschiedener Entwicklungsverläufe
(eigene Darstellung nach: Trevarthen 1998, 105 & 113) 90

Abbildung 13: Piagets Epigenese kognitiver Strukturen
(aus: Jantzen 1992, 194) 92

Tabellenverzeichnis

Tabelle 1: Darstellung der Kooperation von Spiegelneuronen und kanonischen Neuronen 64

Tabelle 2: Die phylogenetische Entwicklung von Sprache als einer Handlung 66

Tabelle 3: Die Kriterien für Sprachbereitschaft 67

Tabelle 4: Notwendige Eigenschaften von Sprache 68

„Wo kommst Du her?"
„Aus den Klüften", versetzte die Schlange,
„in denen das Gold wohnt."
„Was ist herrlicher als Gold?" fragte der König.
„Das Licht", antwortete die Schlange.
„Was ist erquicklicher als Licht?" fragte der König.
„Das Gespräch", antwortete die Schlange.

Johann Wolfgang Goethe
Die Märchen

Einleitung

Autismus existiert aller Wahrscheinlichkeit nach schon seit Anbeginn der Menschheit, wird aber erst seit ca. 65 Jahren wissenschaftlich erforscht. Eines der wesentlichen Kriterien von Autismus betrifft die Kommunikation, somit auch die Ausbildung und den Gebrauch von Sprache: Sie ist bei Autisten nicht primär dialogisch ausgerichtet. In der folgenden Arbeit „Autismus und Spracherwerb" wird dargelegt werden, wodurch diese Beeinträchtigung bedingt ist und ob und wie der Spracherwerb gefördert werden kann. Zu diesem Thema, das häufig Gegenstand wissenschaftlicher Untersuchungen war und ist, steht eine Fülle von Literatur zur Erarbeitung unterschiedlichster Gesichtspunkte bereit. Ich habe mich entschieden, Autismus und Spracherwerb im Kontext von Intersubjektivitätstheorien und neueren neurophysiologischen Erkenntnissen darzustellen und zu erörtern. Diese akzentuieren Autismus als eine basale pränatale Störung des emotionalen Embodiments, die sich in einer Beeinträchtigung der primär sozialen und dialogischen Ausrichtung des Menschen zeigt. Daraus hervorgehend ist diese eng mit einer Beeinträchtigung des kognitiven Embodiments verbunden und wirkt sich hier auf die verkörperte Handlungssimulation, auf der Sprache beruht, aus.

Ziel dieser Studie ist es, die Entstehung und den Verlauf von Autismus als einer vorgeburtlichen Störung in der Ausbildung der Formatio reticularis zu beschreiben, sowie deren Auswirkungen in verschiedene Bereiche und über unterschiedliche Entwicklungsstadien hinweg nachzuvollziehen. Dies geschieht insbesondere unter Herleitung hirnphysiologischer Vorgänge und wird zu der sprachlichen Kompetenz in Bezug gestellt.

Folgende Fragen werden hierbei berücksichtigt: Was ist das emotionale Embodiment? Ist es im Körper verortet und wie funktioniert es? Spielt es eine Rolle für den Erwerb von Sprache? Welche Auswirkungen zeigen sich bei einer Störung dieses Systems im Organismus? – Was ist das kognitive Embodiment? Wo ist es verortet und auf welche Weise arbeitet es? In welchem Zusammenhang steht es zur Sprachfähigkeit? Was ist Sprache überhaupt? In welchen Schritten vollzieht sich der unbeeinträchtigte Spracherwerb? Über welche Sprachkompetenzen verfügen Autisten und welche Bereiche sind beeinträchtigt? Kann der Spracherwerb von Autisten gefördert werden und wenn ja, in welcher Weise?

Der Aufbau der Arbeit gliedert sich wie folgt:

Im ersten Kapitel werden die theoretischen Grundlagen, in die diese Arbeit eingebettet ist, erläutert und skizziert.

Im zweiten Kapitel werden grundlegende Fakten zum Autismus dargestellt: Zunächst werden nebst einer Definition und Aspekten zur Diagnose ein Abriss der Forschung aufgezeigt. Es werden die Ursachen, die, laut Colwyn Trevarthen und Mitarbeitern Autismus verursachen, erläutert und im Anschluss daran andere, im weiteren Entwicklungsverlauf auftretende Veränderungen. Einige dieser Punkte finden durch Autisten selbst Erörterung.

Im dritten Kapitel schließt sich die Erklärung des kognitven Embodiments an, welches im deutschen Sprachgebrauch als das Spiegelneuronensystem bekannt ist. Die Entdeckung dieses Phänomens hat u.a. eine überragende Bedeutung auch für Theorien über den Spracherwerb. Sie beinhaltet die Definition, Lokalisation und Funktionsweise. Daraufhin wird der phylogenetische Erwerb von Sprache erläutert und es folgt die Darstellung von Forschungsergebnissen, die die Verbindung zwischen dem Spiegelneuronensystem und Sprache aufzeigen.

Verschiedene Aspekte des Spracherwerbs werden im vierten Kapitel vorgestellt. Sie beinhalten eine Definition von Sprache und auch die Darstellung des ontogenetischen Erwerbs. Dabei wird generell zwischen Sprache als Bewusstseinsprozess und Sprache als Kommunikationsmittel unterschieden. Hier werden die Sprachkompetenzen und die Sprachschwierigkeiten von Autisten mitsamt ihrer Ursachen aufgezeigt.

Im fünften Kapitel werden die wesentlichen Aspekte der eingangs erläuterten theoretischen Grundlagen in einen Zusammenhang zu Autismus gebracht, dabei werden die hauptsächlichen Punkte aus den Kapiteln zwei, drei und vier wieder aufgenommen und diesmal als zeitlich verknüpfter Prozess dargestellt.

Im abschließenden sechsten Kapitel werden Lösungsansätze zur Verbesserung des Spracherwerbs von Autisten und deren Kommunikation skizziert; dies beinhaltet auch eine mögliche Konkretisierung im Hinblick auf Lehrtätigkeit und pädagogische Prozesse.

Im theoretischen Teil beziehe ich mich auf den systemischen Ansatz nach Maturana und Varela, welcher Entwicklung als einen aktiv-dynamischen Prozess betrachtet, der sich in ständiger Rückkopplung an die Umwelt vollzieht. Es folgt die Darstellung der Gliederung des psychischen Raumes nach Jantzen und der dort wirksamen Wechselverhältnisse. Bei der Erläuterung der Grundlagen der psychischen Entwicklung konzentriere ich mich auf die Darstellung des Ansatzes der so genannten Kulturhistorischen Schule der sowjetischen Psychologie, da dieser erstmalig eine Erklärung des sinn- und systemhaften Aufbaus von Entwicklungsprozessen liefert. Dies beinhaltet die Entwicklungsprinzipien unter erschwerten Bedingungen gleichermaßen. Die Grundlagen der physischen Entwicklung beruhen auf neueren Erkenntnissen aus dem interdisziplinären Feld von Entwicklungsneurobiologie, -chemie und -psychologie, sie unterlegen empirisch die oben beschriebenen Theorien.

Die in der Literatur beschriebenen Experimente wurden mittels der gängigen Bild gebenden Verfahren (fMRT, PET, TMS) durchgeführt.

1 Theoretische Grundlagen

1.1 Modelle zur Beziehung von Selbst und Umwelt

1) Alle Lebewesen sind nach Varela und Maturana (1987) autopoietische, also sich selbst organisierende lebende Systeme (in der folgenden Abbildung durch Kreise dargestellt, die jeweils einen – elliptisch dargestellten – kognitiven Bereich beinhalten). Sie sind Einheiten, die strukturell – über Wahrnehmung und Bewegung (vertikale Pfeile) – an die Umwelt (gekurvte Linie) gekoppelt sind. Der Mensch stellt ebenfalls ein solches System dar. Alle Lebewesen zielen auf emotionales Wohlbefinden auf je gattungsspezifischem Niveau. Dies wird im Falle des Menschen hauptsächlich über Bindungsmuster, also den so genannten ‚freundlichen Begleiter' (Trevarthen 1996) realisiert.

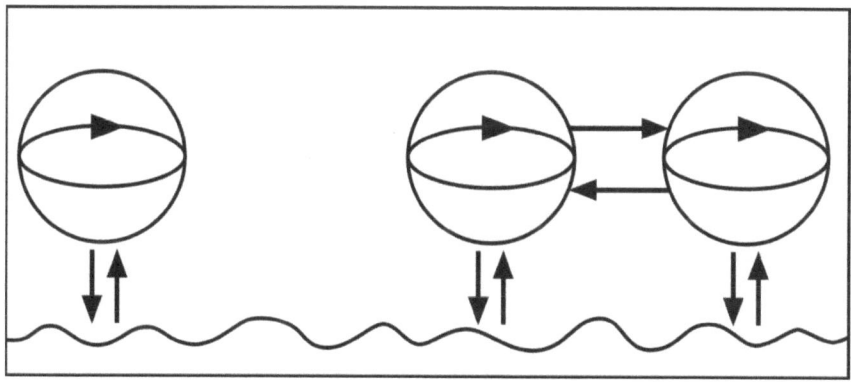

Abbildung 1: Lebendes System (nach: Varela & Maturana 1987)

2) Durch Jantzen (2003) erfährt dieses Konzept eine Ergänzung zu einem Raum-Zeit-Gefüge. Im dem Raum-Zeit-Gefüge Mensch sind die psychischen Prozesse zwischen den Zeitpolen Vergangenheit (V), Gegenwart (G) und Zukunft (Z) platziert. Hierbei liegen Bedürfnisse, Sinn und Gedächtnis im körperlichen und psychischen Raum (Ψ) der Vergangenheit und der Gegenwart, der jeweils eine Einheit bildet. In der fließenden Gegenwart findet die Wahrnehmung (W) der Welt statt, die Beurteilung (B)

und Entscheidungsprozesse (E), die möglicherweise Auswirkungen bis in die Welt hinein haben. In der Gegenwart bilden sich Motive, die mittels Tätigkeit (T) oder Operation/Handlung (H) ein Ziel in der Zukunft anstreben. Die Emotionen als zeitliche Prozesse sind als deren Träger untrennbar mit den Motiven verbunden, sie vermitteln wechselseitig zwischen den drei Zeitdimensionen.

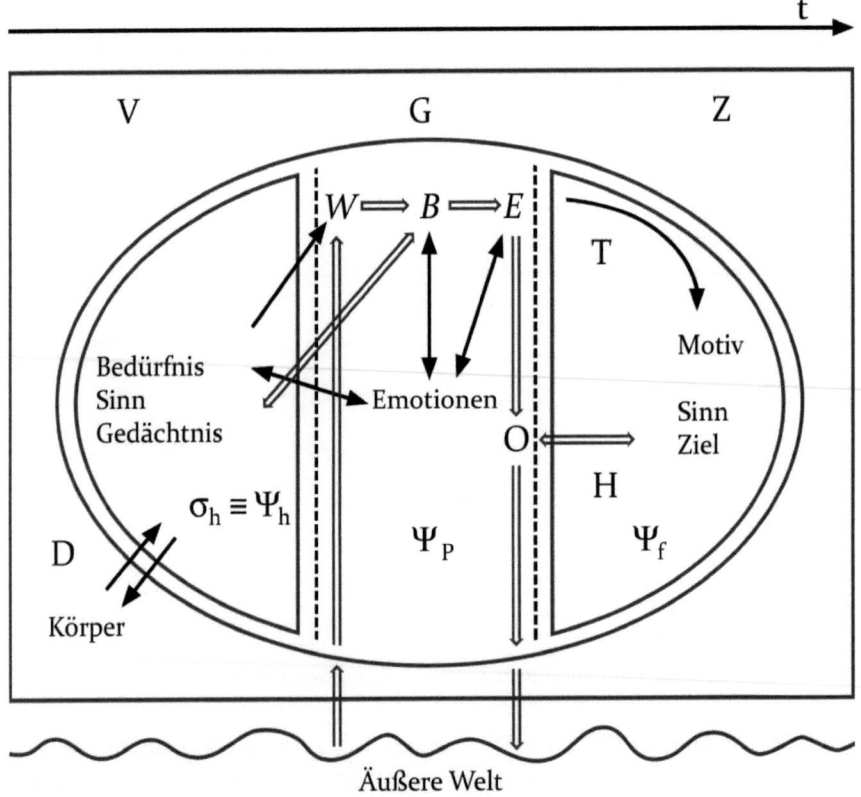

Abbildung 2: Psychische Prozesse im Raum-Zeit-Gefüge (aus: Jantzen & Siebert 2003, 409)

Das semantische System konstituiert das psychische System als Raum-Zeit-Gefüge auf sprachlicher Ebene. Dabei bildet das Substantiv den paradigmatischen Pol[1], nämlich die Raumdimension. Das Verb hingegen organisiert als Wortart Zeitprozesse, nämlich den syntagmatischen Pol[2]. Die verfügbaren grammatischen Merkmale ermöglichen es, zeitliche Handlungs-Objekt-Rahmen hierarchisch zu strukturieren (und verbal darzustellen). Alle Individuen konstruieren mittels der Elemente des Werkzeugs Sprache ihren eigenen semantischen Raum, in dem sie sich bewegen.

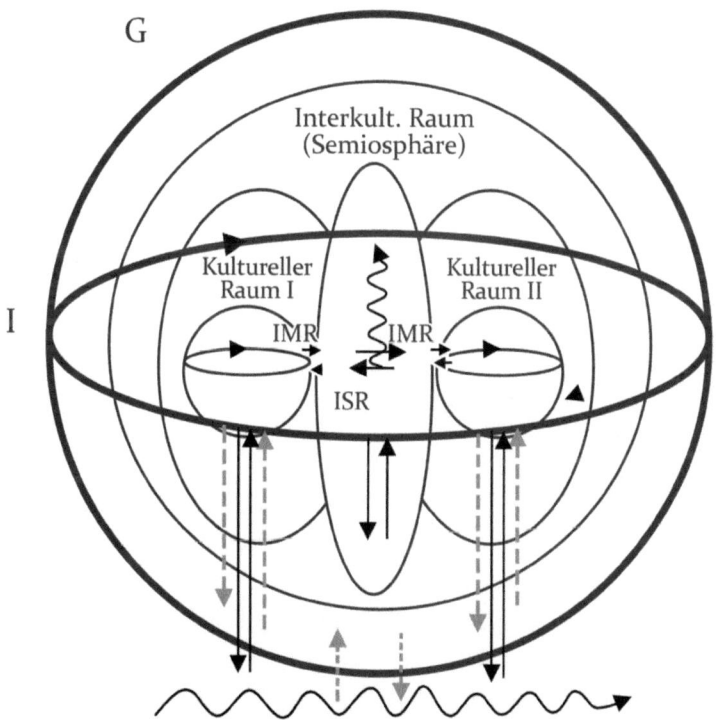

Abbildung 3: Subjektive und intersubjektive Räume (AB in VAK 12-119-G-H-620 – Soziologie der Intersubjektivität, WiSe2006/07, Universität Bremen)

---

1   *Paradigmatisch* bezeichnen sprachliche Beziehungen, deren Einheiten substituiert werden können, ohne die Grammatik des Satzes zu verändern. Es sind Beziehungen des Typs „b statt a", z.B. „ich sehe das Kind/Haus/Buch".
2   *Syntagmatisch* bezeichnen sprachliche Beziehungen, deren Einheiten aufeinander folgen. Es sind Beziehungen des Typs „b nach a", z.B. „die/Sonne/scheint".

3) Jegliche Kommunikation zweier oder mehrerer Subjekte findet folgendermaßen statt (vgl.Abb.3): Zwei Individuen (I) einer Gesellschaft (G) bewegen sich in einem intersubjektiven Raum (ISR), einer jeweiligen Semiosphäre. Die Schnittfläche zwischen Subjekt und intersubjektivem Raum in einem Individuum bildet den intermediären Raum (IMR). Durch den Austausch mit einem anderen Subjekt und in Abhängigkeit zur emotionalen Bewertung der gemachten Erfahrungen erschafft es ständig neue Bedeutungen in seinem semantischen Feld.

Wie diese Konzepte im Zusammenhang zum Autismus stehen, wird in Kapitel fünf erläutert werden.

1.2 Die Entwicklung des Psychischen

1.2.1 Abriss über Lev Vygotskij und die Kulturhistorische Schule

Lev S. Vygotskij wurde am 5.11.1896 in Orša (Weißrussland) geboren und starb am 11.6.1934 in Moskau an Tuberkulose. Seine philosophische Ausrichtung bezog er von deutschen Philosophen des 19. Jahrhunderts wie Hegel, Kant und Marx, die wiederum auf der monistischen Denkweise Spinozas fußten. Ab 1924 begann er, eine neue Auffassung der Psychologie zu begründen, die ‚Kulturhistorische Schule'. Die damalige Psychologie war in eine Krise geraten, die, laut Vygotskij, aus dem Fehlen einer allgemeingültigen Richtschnur resultierte. Er forderte eine allgemeine Psychologie, „deren Ziel die kritische Verbindung psychologischer Daten, die Systematisierung von Gesetzen sowie die Klärung der Methoden und Hauptbegriffe ist" (Kölbl 2006, 40). So begann Vygotskij erstmals eine systematische Erforschung des Aufbaus des Bewusstseins. Hierbei

> „zielt [er] auf eine Überwindung des Dualismus von niederen psychischen Prozessen, von der naturwissenschaftlichen Psychologie analysiert, und höheren psychischen Prozessen, von der geisteswissenschaftlichen Psychologie

beobachtet und interpretiert. Dies beinhaltet gleichermaßen die Überwindung von Dualismen zwischen Emotion und Kognition, zwischen Struktur und Funktion, zwischen Körper und Geist [...]" (Jantzen 2004).

Ihm schlossen sich die Psychologen Aleksandr R. Lurija und Aleksej Leont'ev an, die nach seinem frühen Tod die gemeinsame Arbeit weiterführten. Ihre Forschung bezieht sich auf den normalen und auf den beeinträchtigten Entwicklungsverlauf gleichermaßen.

Als Vygotskijs Hauptwerk gilt ‚Denken und Sprechen'.

1.2.2 Grundannahmen der Entwicklung nach Vygotskij

Vygotskij unterscheidet grundlegend zwischen ‚niederen' (‚natürlichen' oder ‚biologischen') und ‚höheren' (‚kulturellen' oder ‚psychischen') Funktionen. Die natürlichen Körperfunktionen bestehen aus bedingten und unbedingten Reizen, denen gegenüber entsprechende Reaktionen ausgebildet werden. Die höheren Funktionen liegen außerhalb des Reiz-Reaktionsschemas, sie sind kulturell erworben.

Die Anfänge des Bewusstseins liegen laut Vygotskij in der Zeit des Tier-Mensch-Übergangsfeldes. Die dem Tierreich eigene Spezifikation durch allmähliche innere organische Veränderungen teilt der Mensch nur bis zu einem gewissen Punkt. Die für ihn entscheidende Ebene sind der Aufbau und die Weiterentwicklung des Bewusstseins als ‚äußerliches Organ' (Rissom 1985), was zeitlich durch den Beginn des Werkzeuggebrauchs markiert wird. Werkzeuge sind künstlich erschaffene Gegenstände, die eine „instrumentelle, vermittelte und vermittelnde Tätigkeit" (ebd., 97) ermöglichen. Im Arbeitsprozess fungieren Werkzeuge als Mittel, durch die der Mensch „unter Ausnutzung [ihrer] qualitativen Besonderheiten" (ebd.) auf Gegenstände entsprechend eigener Ziele einwirken kann, sie vermitteln also zwischen (dem menschlichen) Subjekt und (dem natürlichen) Objekt.

Obwohl das Tier auch zur Herstellung und Nutzung einfacher Werkzeuge fähig ist, durch die es sich seiner Umwelt anpassen kann, ist es hierbei jedoch immer auf deren Sichtbarkeit angewiesen. Auch erschöpft sich eine jeweilige Erfahrung in einem individuellen Prozess. Der Mensch hingegen eignet sich durch allgemeine Erfahrungen seine Umwelt an und bildet dadurch Bewusstsein aus, er kann seine Erfahrung abstrahieren und sie somit auch moduliert, unabhängig von einer bestimmten Situation, anwenden. Die Aneignung von Bewusstsein wird durch ein Motiv gesteuert. Sie ist jeweils kulturabhängig, wird historisch akkumuliert und innerhalb der phylogenetischen Entwicklung weitergegeben.

In der ontologischen Entwicklung geht Vygotskij grundlegend von einer Entwicklung vom Sozialen zum Individuellen aus, dies hat zur Folge, dass der Mensch immer im Rahmen der ihn umgebenden gesellschaftlichen Bedingungen, seiner sozialen Umwelt, gesehen werden muss.

Die Entwicklung des Kindes erfolgt eingangs durch eine sinnlich gegenständliche Tätigkeit, dieser äußeren Tätigkeit folgt eine innere, die geistige oder psychische Tätigkeit. Innerhalb der Ontogenese ist sie immer in Sozialität und Kommunikation eingebettet, sie folgt dem ‚kulturhistorischen Gesetz': Dieses besagt, dass

> „jede psychische Funktion zweimal in der Entwicklung auftritt, zuerst als kollektive, soziale Handlung, also als interpsychische Funktion, und dann [...] als individuelle Handlung, als dem Denken des Kindes inhärentes Phänomen, also als intrapsychische Funktion" (Wygotski, 1985a, 629).

Vygotskij zieht eine Analogie zwischen dem Gebrauch äußerer und innerer, sprich, psychischer Werkzeuge, dabei fungiert das Zeichen (als gesprochene oder geschriebene Sprache) quasi als inneres Werkzeug, da es das ‚vermittelnde Dritte' zwischen Individuen oder aber in Bezug auf die eigene Person darstellt.

Die Gesamtheit der psychischen Tätigkeiten bildet das Bewusstsein. Die Bewusstseinsentwicklung ist nicht gleichzusetzen mit Denken, aber das Bewusstsein ermöglicht die Funktion des Denkens. Dem Menschen ist zeitlebens die Aneignung neuer Bewusstseinsinhalte oder die Ausbildung neuer Tätigkeitsstrukturen möglich, aus der wiederum neue Wechselbeziehungen zwischen den psychischen Funktionen hervorgehen.

1.2.3 Entwicklung unter erschwerten Bedingungen: Defekt und Kompensation

Unter erschwerten Bedingungen findet ebenfalls eine Entwicklung statt, eine Retardation stellt keinen statischen Punkt dar. Es gelten prinzipiell einheitliche Gesetze der Entwicklung für normale wie auch für behinderte Kinder, dies sind soziale Gesetzmäßigkeiten. Frühere Vorstellungen, dass biologische Mängel eine soziale Entwicklung außer Kraft setzen, sind unhaltbar. Soziale und biologische Gesetzmäßigkeiten stehen in der Entwicklung des Kindes in einem Wechselverhältnis zueinander (Vygotskij 1987 in Jantzen 2001, 112).

Zu Beginn der beeinträchtigten Entwicklung steht ein primärer biologischer (physischer) Defekt, der sich bei verschiedenen Funktionen in unterschiedlicher Weise und Stärke auswirkt. So ist bspw. die Störung der Genese psychischer Systeme bei Autisten eine Konsequenz dieses physischen Defekts, denn er besteht fort und tritt in den Hintergrund, hält aber dabei den allgemeinen Fortgang von Entwicklungsprozessen nicht auf. Die Weiterentwicklung des Individuums schreitet also trotz der Bedingungen der Beeinträchtigung voran und bildet in den Folgesystemen vielfältige qualitative Besonderheiten aus[3]. Dies ist der sekundäre Defekt, er tritt nun in den Vordergrund. Das Kind ist bemüht, mit den Schwierigkeiten des sekundären Defekts fertig zu werden und bildet „[i]m Prozess der aktiven Anpassung an die Umwelt [...] eine Reihe von Funktionen [aus], die diese Mängel kompensieren, ausgleichen, ersetzen" (ebd., 113). Der kindliche Organismus, seine Persönlichkeit, stellt sich also über ausgleichende und kompensierende Entwicklungsprozesse als Ganzes um. Es können zweierlei Arten von Symptomen des Defekts folgendermaßen unterschieden werden: „Auf der einen Seite [gibt es] die Symptome gestörter Funktionen und auf der anderen [gibt es] Symptome des Kampfes des Organismus mit den Störungen" (ebd., 114). Diese Bemühungen gegenüber den Störungen bezeichnet Vygotskij als den tertiären Defekt. Somit stellt der tertiäre Defekt

---

[3] einige Autismus spezifische Besonderheiten werden in Kap. 2.4 vorgestellt

eine Kompetenz im Sinne der positiven Regulierung innerhalb des Individuums dar.

Was sind diese Funktionen, diese Kompensationen, wie entstehen sie, woher kommen sie und was ist ihr Antrieb? Grundlage der Kompensation ist die Situation, die als Konsequenz des Defekts entstanden ist. Laut Vygotskij entstehen im Prozess der Wechselwirkung des Kindes mit der Umgebung Situationen, die das Kind auf den Weg der Kompensation führen. Das Kind nutzt nun gerade diese objektiven Schwierigkeiten sowohl als Quelle als auch als primären Reiz zur Entstehung kompensatorischer Prozesse und schafft es dadurch, eine Reihe von Fähigkeiten, die seiner Entwicklung anfänglich nicht gegeben waren, zu erlangen. Das Kind baut also ‚Umgehungsstraßen' zur Überwindung der Schwierigkeiten. Die Kompensation findet als Ausgleich bzw. Substitution von Funktionen durch Hilfsmittel statt (Vygotskij 1987 in Jantzen 2001,119). Sie kann „das Kind auf einen realen und auf einen fiktiven Weg, d.h. auf einen Weg des fehlerhaften Ausgleichs der Mängel führen (ebd., 117). Des Weiteren kann sie als Quelle nützlicher Entwicklungsmomente dienen, aber sie kann auch krankhafte Züge annehmen (dazu ein Beispiel in Kap. 2.5).

Das Schicksal der kompensatorischen Prozesse und der Entwicklungsprozesse als Ganzes hängt nicht nur von der Natur und der Schwere des Defekts, sondern auch von der sozialen Realität ab. So erläutert Vygotskij:

> „Der Kompensationsfond [liegt] überwiegend im sozial-kollektiven Leben des Kindes, in der Kollektivität seines Verhaltens, aus dem es das Material zum Aufbau derjenigen inneren Funktionen schöpft, die im Verlaufe der kompensatorischen Entwicklung entstehen" (ebd., 116).

Das Kind findet also während des Prozesses der kompensatorischen Entwicklung im sozialen Raum Material zum Aufbau seiner inneren Funktionen, es ist dabei also auch von der materiellen Umwelt abhängig. Somit kann die Umwelt als Faktor der Entwicklung der höheren psychischen Funktionen sehr wohl dienlich sein.

1.3 Die Entwicklung des Physischen

In diesem Abschnitt werden Grundlagen zur Gehirnentwicklung und zur Arbeitsweise des Gehirns skizziert, dabei wird ein aktiv-dynamischer und ökonomischer Ansatz zu Grunde gelegt.

1.3.1 Zu den Grundlagen der Gehirnentwicklung

Allan Schore (1994) hat die generellen Prinzipien des Wachstums des sich entwickelnden Gehirns wie folgt zusammengefasst:

1. Das Wachstum des Gehirns findet in ‚kritischen Perioden' statt und wird durch die soziale Umgebung beeinflusst.
2. Das kindliche Gehirn entwickelt sich in Phasen und wird hierarchisch organisiert.
3. Genetische Systeme, die die Gehirnentwicklung programmieren, werden postnatal im Kontakt zur Umwelt aktiviert und beeinflusst (5/6 der Gehirnentwicklung findet postnatal statt).
4. Die soziale Umgebung verändert sich während verschiedener Phasen des Kindesalters und führt die Reorganisation der Gehirnstruktur herbei.

Dabei unterliegt das Gehirn zu verschiedenen Zeitpunkten der Steuerung auf unterschiedlichen Ebenen:

1. In den ersten drei Monaten besteht eine Dominanz auf amygdalärer Ebene, (entspricht Piagets 1. und 2. sensomotorischem Stadium).
2. Vom 3.-9. Monat dominiert die cinguläre Ebene, (entspricht Piagets 3. sensomotorischem Stadium).
3. Im 10.-12. Monat findet der Transfer auf die orbitofrontale Ebene statt, wichtig für die links- und rechtshemisphärische Organisation (entspricht Piagets 4. Stadium).
4. Anschließend setzt die linkshemisphärische Dominanz ein, die vorwiegend verbal-logische Prozesse betrifft (entspricht Piagets 5. und 6. Stadium) (vgl. Jantzen 2002).

Thatcher (1995, in Jantzen und Meyer, in Vorbereitung, Manuskript S. 30) bestimmt die Entwicklung von Hirnprozessen als einen spiralförmig verlaufenden Prozess, der sich im Verlauf der Ontogenese drei Mal vollzieht. Hierbei erfolgen die „Übergänge von links- zu rechtshemisphärischer Regulation [...] d.h. Übergänge der Welt-Erfahrungen in die Basisstrukturen des autonomen Selbst" (ebd.), wobei es bei jedem Zyklus zu einer Redeskription und zu einer neuen Bewertung bisheriger Erfahrungen kommt. Die beiden Hemisphären haben dabei unterschiedliche Funktionen:

> „[Die Zyklen] beginnen jeweils mit der *linkshemisphärischen Integration* differenter Prozesse und gehen dann, in einer zweiten Phase, über in die *rechtshemisphärische Differenzierung* dieser Integration. Für den Übergang beider Prozesse ineinander spielt der *Frontalhirnbereich* eine zentrale Rolle" (Jantzen, 2002, Manuskript S. 4, kursive Hervorhebung durch den Autor).

1.3.2 Das funktionelle System nach Lurija

Lurija (1991, S. 45–54) geht davon aus, dass sich zur rezeptiven und produktiven Verarbeitung höherer psychischer Prozesse verschiedene (spezialisierte) Hirnbereiche als Subsysteme zu komplexen funktionellen Systemen (FS) zusammenschließen. Diese sind dabei nicht an spezifische cerebrale Areale gebunden und in somit nicht in eng umschriebenen Gehirnregionen lokalisierbar. Von der Beschaffenheit und der Entwicklung der funktionellen Systeme leitet sich das Organisationsprinzip der dynamischen Lokalisation ab. Funktionelle Systeme sind demnach nicht statisch und konstant, sondern zu Veränderungen imstande, somit also auch lern- und entwicklungsfähig. Bei einer gleich bleibenden Aufgabenstellung und einem gleichen Ziel können also die Teilglieder wechseln, sie sind polyvalent; die Aufgabe kann auf unterschiedliche Weise bewerkstelligt werden. Bei einer gestörten Teilleistung misslingt der Lösungsversuch. Alle Teilglieder sind prinzipiell an mehreren funktionellen Systemen beteiligt und in sie integriert.

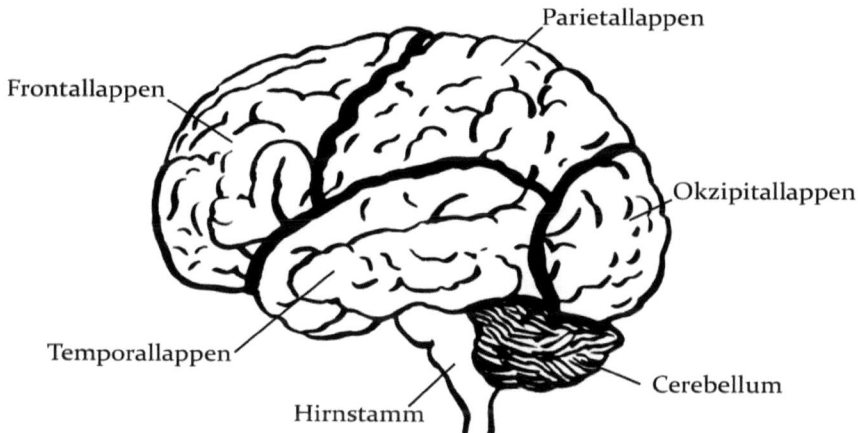

Abbildung 4: Unterteilung des menschlichen Gehirns, von links (nach: Trevarthen 1998, 63)

Ein optimaler Ablauf beruht auf dem wechselseitigen Zusammenspiel folgender Einheiten:

1. *Einheit zur Regulation von Tonus, zur Aktivierung und zur Bewusstheit in der Formatio reticularis.* Diese Einheit reguliert das Aktivierungsniveau des Organismus. Aktivierungsquellen sind dabei Stoffwechsel- und Hormonprozesse, viszerale sowie äußere Impulse.
2. *Einheit zur Aufnahme, Speicherung und Verarbeitung von Informationen im hinteren Neokortex.* Die Zusammenarbeit der hierarchisch organisierten Rindenfelder des Parietal-, Temporal- und Okzipitallappen gewährleistet die Aufgabenbewältigung. Wahrnehmung als äußerst komplexer Vorgang von Analyse und Synthese ist in enger Verbindung mit Bewegung zu betrachten und läuft nicht nur in einer Einheit oder auf einem Niveau ab; sie ist als ein aktiver, auf allen Stufen gleichzeitig ablaufender Prozess anzusehen.
3. *Einheit zur Programmierung, Steuerung und Kontrolle psychischer Tätigkeiten im vorderen Neokortex.* Diese efferent-motorische Einheit ist durch die Zentralfurche von den anderen Gebieten abgegrenzt. Sie umfasst das motorische Projektionsfeld als primäre Zone (motorische Impulse), das Broca-Areal als sekundärer Zone (Bewe-

gungsmuster, -planung, -antrieb; Sprachzentrum) und das vordere Stirnhirn als tertiäre Zone (Entstehung von Programmen und Absichten ebenso wie die Kontrolle und Steuerung komplexer Verhaltensweisen). Ihre Abschnitte stehen mit allen anderen Hauptzonen des Kortex in Wechselwirkung und verfügen über gut entwickelte Nervenfasern, die mit den auf- und absteigenden Fasern der FR verbunden sind. Die

4. *regulatorische Einheit für spezifische Aktivierung und Koordination von Planung, Information, Aktivation und Körperregulation sowie der subjektiven Befindlichkeit* mit Sitz im Bereich des limbischen Systems und der Kleinhirnhemisphären wird durch Jantzen (1990) ergänzt. Dies bedeutet, dass kognitive, emotionale und motivationale Prozesse bei fast jeder psychischen Tätigkeit untrennbar miteinander verbunden sind.

1.4 Der Aufbau von Wissen

Die *'Dynamic Development Research'*-Forschungsgruppe um Kurt Fischer von der Harvard Universität hat seit den siebziger Jahren des 20. Jahrhunderts eine Theorie über den Aufbau von Wissen erarbeitet: Durch diese so genannte *'dynamic skill theory'* lässt sich sowohl jegliche Ordnung als auch die großen Unterschiede in der Organisation kognitiven und emotionalen Wissens erklären, die zu jeweils spezifischem Verhalten führt.

'Skill', am ehesten wohl mit ‚Geschick' zu übersetzen, wird – in Abgrenzung zu ‚Kompetenz', ‚Fähigkeit' oder ‚Kapazität' – über die Einbindung in eine spezifische Aufgabe und einen bestimmten Kontext definiert, es beinhaltet also Person und Umwelt gleichermaßen. Hat jemand eine Reihe von *skills* erworben, so werden sie vereinigt zu *'levels'*, dabei findet eine qualitative Neu- und Umorganisation statt. *Levels*, so Fischer, unterscheiden sich insofern von festgelegten Entwicklungsstadien oder -stufen, als dass sie aufgrund der enormen individuellen Variabilität im Bezug zur

Umwelt flexibel akkumuliert sind. Diese Wissensebenen werden wiederum zu *'tiers'*, zu Stufen zusammengefasst. Der Aufbau benannter Kategorien erfolgt seiner Komplexität entsprechend, er wird in der gängigen Literatur chemischen Strukturen bzw. Baukastenelementen ähnelnd dargestellt.

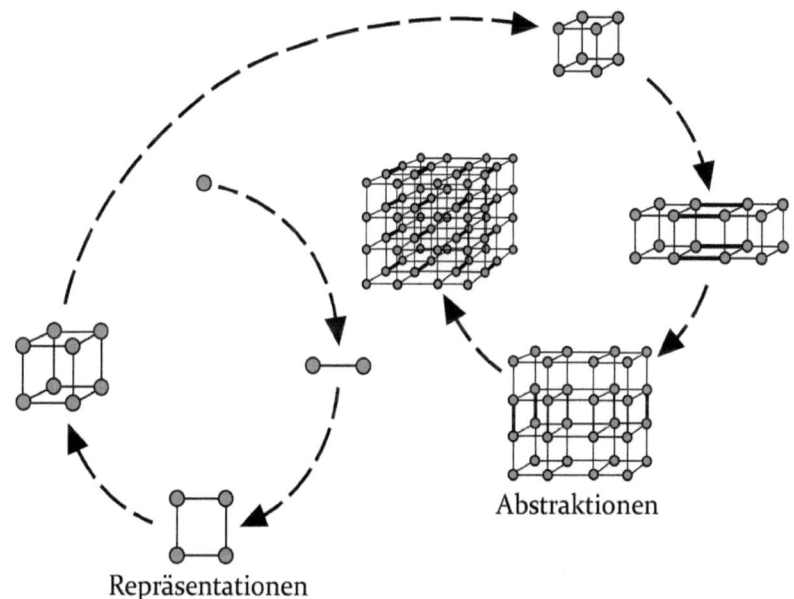

Abbildung 5: Zyklen von Ebenen und Stufen der 'dynamic skill theory' (nach: Fischer 2002, 286)

Die Umorganisation auf kortikaler Ebene findet während der Ontogenese drei Mal statt (vgl. Thatcher 1995); sensomotorische Handlungen bilden die Grundlage, später führt die Entwicklung von einzelnen Abstraktionen, über abstrakte *'mappings'*, über abstrakte Systeme hin zu Prinzipien.

Durch die *dynamic skill theory* wird deutlich, dass Wissen gleichzeitig circulär wie auch vernetzt aufgebaut wird. Hochentwickelte Stufen in einem Entwicklungsbereich, z.B. der Sensomotorik, können simultan anderenorts, bspw. im Bereich von Repräsentationen, auf basaler Ebene wirksam sein. Die riesige individuelle Diversität an Wissen kann durch die *dynamic skill theory* erklärt werden.

Unter der Bedingung von kontextueller Unterstützung kann Entwicklung zu jedem beliebigen Zeitpunkt von einem so genannten funktionalen zu einem so genannten optimalen Niveau wechseln (vgl. Fischer 2002, 291). Die Systemhaftigkeit des Aufbaus von Wissen gilt für Kenntnisse im außen wie für innere Konstruktionen gleichermaßen, sie kann folglich auf den Aufbau des Selbst übertragen werden. Bei einem geschädigten Selbst, wie bspw. im Falle von Missbrauch oder Autismus (vgl. Fischer 1997) tritt ein so genannter psychopathologischer Entwicklungsverlauf in Kraft, der sich durch eine hochkomplexe Strukturierung auszeichnet. Bei einem geschädigten Selbst kann Kompensation über den Aufbau von Wissen (ob kognitiv oder emotional) in einem ‚benachbarten Netz' geschaffen werden.

2 Aspekte zum Autismus

2.1 Zur Definition und Diagnose

Es ist anzunehmen, dass Autismus ebenso alt ist wie die Menschheit selbst. Erst seit der Einführung der Schrift jedoch gibt es Belege für seine Existenz. So weist Frith (1990) auf so genannte heilige Narren in Russland zu Beginn der Neuzeit hin, wie u.a. den 1584 verstorbenen Simon von Jurev. Diese Menschen zeichnen sich durch Persönlichkeitsmerkmale aus, die mit den heutigen Beschreibungen von Autismus übereinstimmen.

Der Begriff ‚Autismus' leitet sich ab von gr. Αὐτός: „selbst, für sich" und dem Suffix „-mus": „das Bestreben nach ...", er bedeutet also: „das Bestreben, für sich zu sein". Dieser Begriff wurde 1911 vom Schweizer Psychiater Eugen Bleuler geprägt, der die Symptome, nämlich die Zurückgezogenheit und das Eingekapseltsein in die eigene Welt, als Grundstock der Schizophrenie betrachtete.

Im ICD-10[4] (Dillinger, H. & Freyberger, H. J. 2008, S. 295/6) wird frühkindlicher Autismus als tief greifende Entwicklungsstörung definiert, die durch

„a) eine abnorme oder beeinträchtigte Entwicklung, die sich vor dem dritten Lebensjahr manifestiert [und]
b) ein charakteristisches Muster abnormer Funktionen in den folgenden drei psychopathologischen Bereichen: – der sozialen Interaktion,
– der Kommunikation und
– im eingeschränkten stereotyp repetitven Verhalten"

gekennzeichnet ist. Weiterhin „zeig[t] sich häufig eine Vielzahl unspezifischer Probleme wie Phobien, Schlaf- und Ess-Störungen, Wutausbrüche und (autodestruktive) Aggression" (ebd.).

---

4   ICD-10: International Classification of Disease: Internationales Klassifikationsmanual psychischer Krankheiten, herausgegeben von der Weltgesundheitsorganisation

Diagnostische Kriterien spezifizieren diese Punkte:

Zum Bereich der sozialen Interaktion wird die Unfähigkeit der nonverbalen Partizipation oder Regulation beim sozialen Austausch genannt, sei es mit Erwachsenen wie auch mit Gleichaltrigen. Dies geht mit einem Mangel am Teilen von Interessen und Emotionen einher. Ungewöhnliche Reaktionen auf die Gefühle Anderer oder eine ungenügende Anpassung an den jeweiligen sozialen Zusammenhang werden außerdem als Merkmale erwähnt.

Im Bereich der Kommunikation wird eine verspätete oder komplett gestörte Sprachentwicklung, die mimisch oder gestisch nicht kompensiert wird, als ein Merkmal aufgeführt. Das vorsprachliche Geplapper fehlt oft; später zeigt sich eine eingeschränkte Verwendung von Sprache, deren Gebrauch zudem nur mühsam aufrechterhalten werden kann. Soziale Imitationsspiele fehlen zumeist, ebenso wie spontane „Als-ob"-Spiele. Dieser Bereich wird in Kapitel 4.4 ausführlich erläutert.

Im Bereich des Verhaltens wird im ICD-10 darauf hingewiesen, dass Autisten bestimmte Tätigkeiten stets wiederholen und sich eine durchaus intensive Beschäftigung auf einige wenige Bereiche mit bestimmten Objekten beschränkt. Dabei kann sich eine große Anhänglichkeit an Handlungen oder Rituale, die mit ihnen verbunden sind, entwickeln. Eine Beschäftigung richtet sich möglicherweise auf „Teilobjekte[...] oder nicht funktionale[...] Elemente [...] des Spielmaterials" (ebd.). Als weiteres Merkmal werden gekünstelte, sich wiederholende Hand- und Fingerbewegungen oder stereotype Bewegungsfolgen des ganzen Körpers genannt.

Auf diese Diagnosekriterien wird in Kapitel 2.5, in Kapitel 5 und im Resümee vertiefend eingegangen werden, insbesondere in Bezug auf die Fragestellung, ob es sich tatsächlich um eine Entwicklungsverzögerung oder um einen gänzlich anderen Entwicklungsverlauf handelt.

Die unterschiedlichen graduellen Ausprägungen von Autismus werden seit ca. 10 Jahren unter dem Begriff „ASD" [5] als einem Kontinuum zu-

---

5 Autistic Spectrum Disorder

sammengefasst, sie enthalten ferner das Rett-Syndrom, den atypischen Autismus und das Asperger-Syndrom. Die bisherige Unterscheidung in Kanner- und Asperger-Syndrom wurde anhand des IQ getroffen[6]. Böke (2008) weist jedoch zum einen darauf hin, dass die Einschätzung von Intelligenz durch herkömmliche Messverfahren nicht den qualitativen Abweichungen, wie sie bei Autisten vorkommen können, Rechnung trägt. Zum Anderen merkt er an, dass es Menschen mit frühkindlichem Autismus mit hoher Intelligenz gibt, die einen zwar verzögerten, aber vollständigen Spracherwerb vollziehen, eine normale geistige Entwicklung durchmachen und als Erwachsene dem Persönlichkeitsprofil von Menschen mit Asperger-Syndrom ähneln. Daher plädiert er in Anlehnung an Vogeley und Lehnhardt (2008, S.63, zit. nach Böke 2008, S. 263) für eine Veränderung der herkömmlichen Kategorisierung zugunsten von niedriger und hoher Funktionalität, „wobei das Asperger-Syndrom eine Untermenge des ‚hochfunktionalen Autismus' bezeichnet" (ebd.).

2.2 Abriss zur Autismusforschung und Allgemeines

Im Folgenden werden in chronologischer Reihenfolge Theorien einiger ausgewählter Vertreter unterschiedlicher Richtungen skizziert:

Der amerikanische pädiatrische Psychiater Leo Kanner übernimmt 1943 den Begriff Autismus, als er an elf Kindern eine autistische Störung des affektiven Kontakts diagnostiziert, den späteren Kanner- oder frühkindlichen Autismus. Er verändert den Begriff dahingehend, dass er zwischen Menschen, die sich aktiv in ihr Inneres zurückziehen und Menschen, die von Geburt an in einem Zustand der inneren Zurückgezogenheit leben, unterscheidet. Für ihn stellen a) das autistische Abgekapseltsein und b) das zwanghafte Beharren auf Gleichförmigkeit die Hauptmerkmale dar. Kanner bringt zum Ausdruck, dass jeder einzelne Fall mit seinen wesentlichen

---

6   Kanner: IQ < 85, Asperger: IQ > 85

und einzigartigen Besonderheiten eine detaillierte Betrachtung verdiene. Er begründet Autismus mit einer Störung des Gehirns.

Zeitgleich beschreibt der Wiener Hans Asperger ähnliche Symptome, die sich in gemäßigter Form zeigen. Diese Autisten vollziehen den Spracherwerb später, zeichnen sich jedoch durch eingeschränkte nonverbale Kommunikation, sensomotorische Überempfindlichkeit und deutliche motorische Ungelenkigkeit aus. Als entscheidendes Merkmal sieht er die Unfähigkeit, „soziale Regeln intuitiv zu erlernen" (Asperger nach Böke 2008, 264). Asperger stellt eine autistische Intelligenz fest, die er nach „positiven und negativen Wertigkeiten" unterscheidet und von der er weiß, dass sie „im Rahmen eines arbeitsteiligen Prozesses spezifische Stärken entfalten kann" (ebd.).

In den fünfziger Jahren des 20. Jahrhunderts beruft sich Bettelheim (1992) in seiner Autismusforschung auf die Hospitalismusforschung nach Spitz, er stellt als Ursache ein postnatales Trauma zwischen Mutter und Kind fest. Dieses Trauma habe schon frühzeitig in dem Kind die Überzeugung von der Unbeeinflussbarkeit der Welt durch eigene Anstrengungen und deren Gefühllosigkeit ihm gegenüber konstituiert. Er empfiehlt eine sofortige Trennung von Mutter und Kind und verspricht sich Heilung durch eine psychoanalytische Behandlung. Diese Theorie gilt heute als überholt, jedoch greifen Jantzen und Meyer (in Vorbereitung, zit. nach Manuskript S. 10) in Hinblick auf die Ähnlichkeit mit dem Überlebenssyndrom, das sich durch ein hohes Angstniveau, Hemmungen explorativer und manipulativer Aktivitäten oder auch durch repetitive, selbst stimulierende Bewegungen auszeichnet, auf Bettelheims Ansatz zurück.

Mahler vertritt einen ähnlichen Ansatz, ohne jedoch eine Schuldzuweisung gegenüber der Mutter vorzunehmen.

Aufgrund der Entdeckung vielfältiger neurobiologischer Störungen findet in den späten siebziger und frühen achtziger Jahren eine Wende hin zur Begründung von Autismus durch neurologische Ursachen statt. Feuser konstatiert schon 1979, dass es sich bei Autismus „um eine frühe schwere

Wahrnehmungsstörung [handelt], die komplexe soziale Zusammenhänge undurchdringbar macht und daher zu deren negativer emotionaler Besetzung führt, [mit] intellektuelle[n] Folgen [...]" (zit. nach Jantzen 1990, 144). Diese Wahrnehmungsstörung sei das Resultat einer disjunktiven Wahrnehmungstätigkeit und einer mangelhaften bis nicht vorhandenen sinnlichen Selbstwahrnehmung einerseits und einer misslingenden Bindung andererseits, die zu einem Zustand der Isolation führt. Er kritisiert, dass es seit Beginn der Forschung noch nicht gelungen sei, „in Bezug auf autistische Menschen eine grundsätzlich subjekt- und personenorientierte Position einzunehmen" und einen salutogenetischen Ausgangspunkt zu besetzen (Feuser 2005, 2). Weiter weist er auf die langjährige fatale Orientierung der Forschung hin, „eine kausale Beziehung zwischen den verhaltensmäßig in Erscheinung tretenden ‚Besonderheiten' dieser Kinder und ihrem innersten Wesen herzustellen" (ebd., 3). Diese Verhaltensauffälligkeiten seien sozial und nicht biologisch bedingt, da sie in einer unterstützenden Umgebung unterblieben. Er erinnert in diesem Zusammenhang an unterschiedliche Ansätze aus den 1960er Jahren (Bosch 1962, Lutz 1968, Schumann 1966, Feuser), die die Integration dieser Kinder mittels lern- und entwicklungspsychologisch fundierten Wissens intendierten, welche aber zu diesem Zeitpunkt zugunsten einer medizinisch ausgerichteten Heilserwartung ignoriert wurden.

Die Beziehungsstörung zwischen Mutter und Kind wird zu diesem Zeitpunkt nicht mehr als Ursache, sondern als Konsequenz von Autismus verstanden.

In den achtziger Jahren versuchen Vertreter der Festhaltetherapie – *forced holding* –, in Deutschland angeführt durch Prekop, den gestörten Kontakt zwischen der Mutter und dem Kind durch forciertes Festhalten (wieder-)herzustellen.

Baron-Cohen (1985) und Frith (1988) hypothesieren, dass Autisten nicht fähig seien, eine Repräsentation des Geisteszustands Anderer, eine so genannte *Theory-of-Mind* auszubilden, die es ermöglicht, sich in andere Menschen hinein zu versetzen. Ursache dafür sei ein fehlendes, bzw. defektes domainspezifisches Modul. Attwood fand inzwischen heraus, dass bei Autisten „beim Einschätzen mentaler Zustände anderer" (2008, 144) teils andere Gehirnbereiche aktiv sind als bei Nicht-Autisten, ein allgemeines Defizit zu postulieren sei jedoch unhaltbar.

Erst in den letzten zehn Jahren beginnt die Forschung, eine Trennung zwischen biologischen und sozialen Ursachen und Konsequenzen vorzunehmen.

2.3 Ursache von Autismus: Die Störung der Intersubjektivität

Der neuseeländische Professor für Kinderpsychologie und Psychobiologie Colwyn Trevarthen entwickelte aus seinen Forschungsergebnissen im Bereich Kommunikation im Kindesalter die ‚Theorie der angeborenen Intersubjektivität'. Diese besagt, dass sich pränatal auf neurobiologischer Grundlage im Bereich der Formatio reticularis als eines der frühesten Systeme ein System der Selbstregulation ausbildet. Aus diesem geht das System der Regulation von ‚Selbst' und ‚Anderem' hervor, das schon zum Zeitpunkt der Geburt funktioniert.

Autismus ist nach Trevarthen eine „Entwicklungsstörung der *Regulation* in der nachgeburtlichen Formung kognitiver Systeme und Lernsysteme, die einhergeht mit einer Störung der sozio-emotionalen zwischenmenschlichen Zeichenprozesse, die für Verständigung und das Lernen unbedingt erforderlich sind" (Trevarthen 1998, 112, kursive Hervorhebung durch den Autor). Damit konvergierend ist die Kernfunktion von explorativem und manipulativem Verhalten (Jantzen und Meyer, in Vorbereitung) und ebenso der Bereich der Empathiefunktionen (Trevarthen, 1998, 322) beeinträchtigt.

Im Folgenden werden die genannten Systeme und deren physische Grundlagen, die für den weiteren Entwicklungsverlauf ausschlaggebend sind, aufgezeigt.

2.3.1 Die Störung der Selbstregulation

Das Prinzip der Selbstregulation basiert auf dem schöpferischen, aktivdynamischen Prinzip der Selbstorganisation jeglicher lebender Systeme und ist damit eng verwoben (vgl. Jantzsch 1979, Varela und Maturana 1987). Als erhaltende Funktion führt sie deren Prinzip, nämlich den ständigen wechselseitigen und aufeinander Einfluss nehmenden Austausch physischer und psychischer Prozesse unter Einbeziehung der Umwelt weiter. Als Ergebnis einer unbeeinträchtigten Selbstregulation beim Fötus entwickelt sich ein kohärentes Körperselbst. Dies gilt für die Bildung und den Erhalt des Leibes ebenso wie für die Ausformung des Gehirns (s. Kap. 1).

Exkurs: Die Formatio reticularis

Der evolutionär älteste Teil des Gehirns, der Hirnstamm, ist für die automatische Regulation des Menschen als Ganzes verantwortlich. Hier liegt die Formatio reticularis. Sie ist ein hochkomplexes neuroendochrines System, das sich schon zwischen der 5. und 8. Gestationswoche durch direkte chemische Kommunikation in der Ausdifferenzierung des zentralen Nervensystems (ZNS) herausbildet. Sie vermittelt zwischen innerkörperlichen, wie auch zwischen inner-äußerkörperlichen Impulsen, z. B. Veränderungen physiologischer und psychologischer Zustände, ohne deren Verortung vornehmen zu können, sie ist der Sitz der Selbstregulation. Ausgewählte Reize leitet sie an das Großhirn weiter.

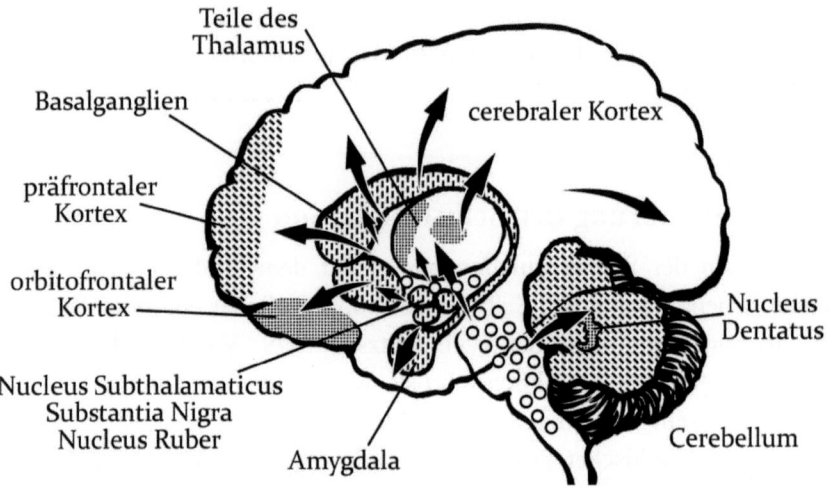

Abbildung 6: Emotionales und motivationales reticuläres System (aus: Trevarthen 1998, 66)

Die Formatio reticularis ist ein maschenartiges System längs und quer verlaufender markhaltiger Fasern, in das die Hirnnerven eingebettet sind. Beim Zusammentreffen der afferenten neokortikalen Bahnen und der efferenten Motoneuronen findet eine „direkte Reizübertragung von den sensiblen auf die somato- und viszeromotorischen Kerne der Hirnnerven und [eine] indirekte Übertragung durch mehrgliedrige Neuronenketten" (Pschyrembel 2002, 542) statt. Die wenigen reticulären Neuronen reichen durch das Mittel- und Zwischenhirn, bis zum Neocortex (inkl. Broca-Areal) und abwärts bis zur willkürlichen innervierten Muskulatur (vgl. Walle & Feirtag, 1990).

Die Aufgaben der Formatio reticularis sind vielfältig, sie reguliert die Aktivitätsbalance des gesamten Nervensystems, also Wach- und Schlafrhythmus sowie unterschiedliche Grade von Bewusstsein. Sie richtet Aufmerksamkeit für Lernprozesse und ermöglicht kortikale Habituationen und Konditionierungen. Sie beeinflusst lebenswichtige vegetative Prozesse wie die Atmung oder den Blutkreislauf, ferner unterdrückt sie Tast- und Schmerzreize. Auch enthält sie motorische Programme zur Regulation komplexer arttypischer Bewegungen.

Die Ursache ihres Wirkens liegt in den Kerngruppen, in denen Neurotransmitter gebildet werden. Die Raphékerne produzieren Serotonin, das sie ins limbische System, ins Kleinhirn, ins Rückenmark und in den Neokortex projizieren. Der Locus coeruleus bildet Noradrenalin und projiziert es ins Kleinhirn. Durch diese Botenstoffe ist die Formatio reticularis reziprok mit dem Hypothalamus, mit der Amygdala, dem orbitofrontalen Kortex und den Temporallappen verbunden.

Bei autistischen Kindern ist gerade die Selbstregulation stark beeinträchtigt. Dies zeigt sich bspw. in einem gestörten Schlaf- und Wachrhythmus oder in Kälte- und Schmerzunempfindlichkeit. Am meisten fällt es jedoch durch eine Störung der Repräsentation des Körperselbst auf: Die Kernfunktion der Verkörperung ist beeinträchtigt, d.h. der Eigenwahrnehmung, bzw. der somatischen Markierung, die „der funktionalen Kohärenz und der dynamischen Koordination des Verstandes unterliegt" (Damasio; Varela 1991, zit. nach Trevarthen 2002, 94). Manchmal empfinden Autisten bestimmte Körperteile nicht als zu ihrem Körper zugehörig. Sie finden es schwer, sich ihre Körperteile und -formen vorzustellen oder sie zu repräsentieren oder sie haben Schwierigkeiten, ihre Körperbewegungen zu koordinieren. Der Bewegungsapparat unterliegt nicht der ständigen Kontrolle und Angleichung durch die Sinneswahrnehmung. Dies hat zur Folge, dass geplante Bewegungen oft unter Schwierigkeiten ausgeführt werden. Bråten (1998) beweist dies durch die Unfähigkeit des *'body-to-body-mapping'*[7].

Diese in ihrer Funktion geminderte Form der Selbstregulation kann, auf Vygotskijs Theorie von „Defekt und Kompensation" übertragen, als der primäre oder biologische Defekt eingestuft werden.

---

7   hierbei werden autistische Kinder aufgefordert, die räumliche Ausrichtung von Gesten, die ihnen gezeigt werden, durch eigene Nachahmung wiederzugeben

2.3.2 Die Störung der Regulation von Selbst und Anderem

Menschen sind dialog- und bindungsfähig. Im Verlauf ihrer phylogenetischen Entwicklung ist das hierfür als Grundlage dienende System von Selbst und Anderem aus dem oben beschriebenen System der Selbstregulation hervorgegangen:

Das intrinsische Motivsystem – Intrinsic Motive Formation

Auf neurobiologischer Basis wird pränatal ein psychisches System, das ‚intrinsische Motivsystem' (Intrinsic Motive Formation – IMF) ausgebildet. Jantzen nennt es den „Kern der Selbstorganisation der psychischen Prozesse und des ZNS, [in das] alle entstehenden funktionellen Systeme integriert [werden]", die aber in der Lage sind, eigenständig zu agieren. Das IMF wirkt dabei sowohl als Kernpunkt der Integration aller Systeme, als auch Struktur bildend. Aufgrund seiner Anweisungen entstehen die Leitstrukturen für das Wachstum des Gehirns durch Neurotransmitter- und Hormonausschüttungen" (vgl. Jantzen, Mitschnitt VA Neuropsychologie der geistigen Behinderung: Das Autismussyndrom/PTSD, 22.6.2000). Nach Trevarthen „rüstet es den Fetus mit Motiven und Erwartungen nach einem ‚virtuellen Anderen' [...], einem ‚freundlichen Begleiter' aus" (Klatt 2007, 64). Er bezeichnet das IMF als „das Herz des sich entwickelnden Verstandes" (1998, 67).

Schon Neugeborene sind intrinsisch motiviert, bestimmte Dinge in unterschiedlicher Gerichtetheit und Intensität zu tun oder eigene Ziele anzustreben. Sie haben ein koordiniertes erforschendes Interesse an der „zwischenmenschlichen Kontaktaufnahme, der Aufrechterhaltung des Sozialkontakts sowie der Regulation zwischenmenschlicher Austauschprozesse" (Trevarthen & Aitken 1994, zit. nach Kusch & Petermann 2001, 101).

Das intrinsische Motivsystem befähigt das Kind

- eigene Motive und Emotionen zu erzeugen und mitzuteilen,

- den Anderen zu spiegeln und sich an dessen Motivationen und Absichten zu modulieren und
- eigene Reaktionen zu provozieren (vgl. Reddy & Trevarthen 2004).

Laut Trevarthen stehen diese Fähigkeiten am Anfang der eigentlichen menschlichen Lernfähigkeit, lange, bevor ein Kind seine Sprache und Kultur annimmt.

Das emotionale Ausdruckssystem – Emotional Motor System

Nun wäre aber das IMF nicht von großem Nutzen, könnte es den erzeugten Motiven und Emotionen keinen Ausdruck verleihen. Dies ermöglicht das ‚emotionale Ausdruckssystem' (Emotional Motor System – EMS), das mit dem IMF direkt verknüpft ist. Es bildet sich gleichfalls um die 5. Gestationswoche heraus, ist aber zum Zeitpunkt der Geburt noch nicht ausgereift.

Das EMS ist in den Nervenfasern vom Rückenmark über den Hirnstamm, die limbische Region, das Cerebellum bis hin zum Neokortex verwurzelt. Über das absteigende reticuläre System wirkt es auf willentliche und unwillentliche motorische Funktionen ein, es bildet also das Handlungssystem. Das EMS produziert die kommunikativen Signale der Menschen als höchst spezifische Bewegungsformen, was die in die Gesichtsmuskulatur eingewachsenen Hirnnerven ermöglichen. Sie haben laut Trevarthen eine „kommunikationsregulierende Sekundärfunktion" (zit. nach Lüdtke, 2006, 162) evolutionär erworben[8]. Die Hirnnerven geben außerdem Rückmeldung aus dem Gesichtsbereich.

---

8   z.B.: III, IV und VI: von der Augenbewegung zu emotionstransportierendem Blickaustausch,
    IX; X und XII: von der Zungenmuskulatur, dem Pharynx und Larynx zum stimmlich und lautlichen Emotionsausdruck

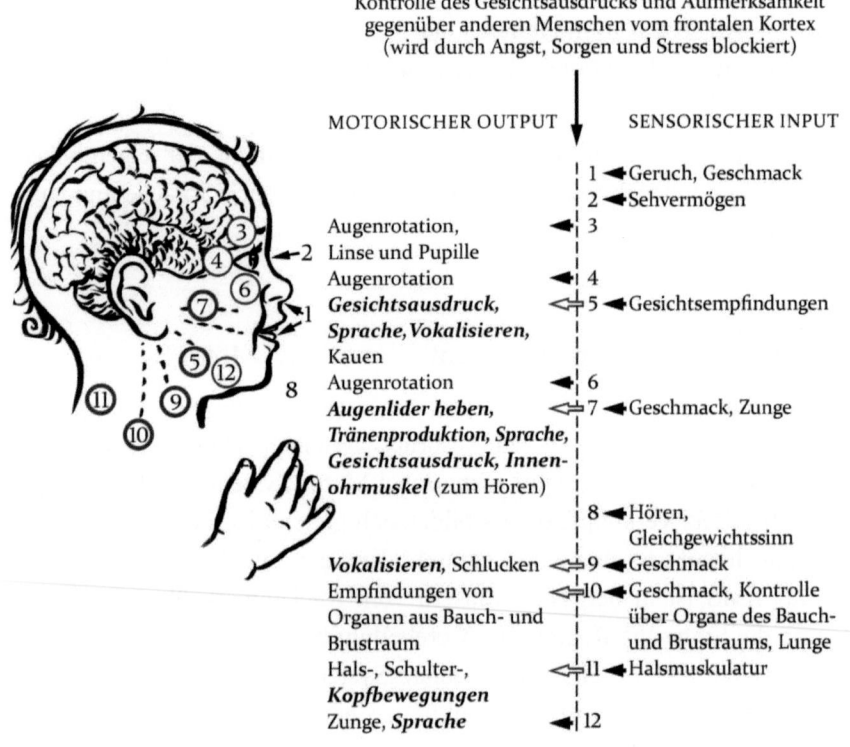

Abbildung 7: Das EMS (weiße Pfeile stellen viszerale efferente Nerven dar, Zahlen beziffern den jeweiligen Hirnnerv), (aus: Trevarthen 1998, 70)

Des Weiteren ist das EMS auch an der Entwicklung und Ausreifung neokortikaler Systeme, in denen Erfahrungen assimiliert werden, die der Kommunikation und der Handlung dienen, beteiligt, insbesondere in der rechten Hemisphäre, dem rechten Frontallappen[9] und dem Kleinhirn (Trevarthen 2001, 91).

Diese basalen Systeme sind bei Autisten in unterschiedlichem Ausmaß beeinträchtigt, was sich unmittelbar auf den intentionalen Austausch des

---

9   siehe Kap. 1.3.1

Kindes mit seiner Bezugsperson auswirkt: Eine pränatale Störung des IMF, die zu einer massiven Beeinträchtigung der sozialen Kommunikation und Interaktion führt, wird als Ursache von Autismus angesehen. Dem Autisten fehlen die effektiven Motiv-Repräsentationen für den ‚virtuellen Anderen', da dieser nicht ausgebildet ist. Durch diese Störung schafft es das betroffene Neugeborene nicht, den „Ursprung eines Motivs, koordiniert in Raum und Zeit des Körpers des Anderen aufzuspüren" (Trevarthen 2001, 88), später kann es deshalb u.a. Handlungen des Anderen nicht klar von den eigenen unterscheiden. Da nach Trevarthen und Aitken jeglicher intersubjektiver Kontakt durch Bewegungen des Körpers als Ganzem und differenzierten Teilbewegungen des Ausdrucks vermittelt wird, wirkt sich diese Beeinträchtigung unmittelbar als Schwierigkeiten im sozialen Bereich aus.

2.3.3 Die Störung der Intersubjektivität

Als Intersubjektivität versteht Trevarthen „die geistige Fähigkeit, Absichten, Interessen und Emotionen zu haben und zu teilen, die innere Bereitschaft, diese inneren Ereignisse mit Anderen auszutauschen, um neue Ideen und Ziele zu gewinnen" (2001, 88). Er geht davon aus, dass ein Neugeborenes einige Aspekte seines Selbst, die es kommunizieren möchte, schon in sich trägt und nicht erst während seiner Kindheit durch soziale Interaktion erwirbt: Auch sind sie nicht durch kognitive Strategien bedingt und ermöglichen ihm daher schon von Anbeginn seines Seins die Teilnahme am affektiven Zustand seines Gegenübers. Intersubjektivität beinhaltet also den wechselseitigen Austausch von Motiven einerseits – *reciprocity* – und die synchrone Einfühlung und Angleichung – *attunement* – andererseits.

Es werden verschiedene Stadien der Intersubjektivität unterschieden, deren Schwerpunkt sich während der Ontogenese von der rein körperlichen Regulation über das Kommunizieren von Affekten bis hin zur Kommunikation über sie verschiebt:

Die basale Intersubjektivität

Schon in utero finden zwischen Mutter und Embryo intentionale reziproke Austauschprozesse statt. Zu diesem Zeitpunkt existieren erstmalig Repräsentationen von Selbst und Anderem auf virtueller Ebene. Jantzen (i.V.,) nimmt

> „als Kern des virtuellen Selbst die Fluktuationen zwischen parasympathischem und sympathischem Pol [...], und als Kern des virtuellen Anderen, dessen Fähigkeit, stabile, dyadische Rückkopplungsprozesse zu initiieren [an], wahrgenommen über reziproke Stabilisierung qua Dialog. Insofern würde sich *Alterozeption* auf *biorhythmische/emotionale Reziprozität* beziehen" (27/28, kursive Hervorhebung durch den Autor).

Diese Alterozeption entwickelt sich mit zunehmendem Wachstum des Embryos weiter und wechselt zu dynamischen motorisch-propriozeptiven Ausdrucksbewegungen wie Lageveränderungen oder Strampelbewegungen.

Die primäre Intersubjektivität

Neugeborene, selbst Frühgeborene, haben die Fähigkeit zur sofortigen nonverbalen, intentional ausgerichteten Kommunikation in einem so genannten Wir-zentrierten-Raum. Sie teilen ihre innerpsychisch wahrgenommenen Gefühle – *motive states* – dem Gegenüber als soziale Emotionen – *emotional displays* – in Form von zeitlich koordinierten vokalen, auditiven, visuellen, fazialen und gestischen Elementen mit. Sie können Gestik und Mimik Anderer gut unterscheiden und versuchen, sie zu imitieren, dabei ist ihre eigene Mimik noch nicht voll ausgereift (Meltzoff 1985, Kugimutzakis 1993, in Trevarthen 1996, 78).

Dieser dyadische Austausch im so genannten Wir-zentrierten Raum führt zu einer emotional-kommunikativen symbolischen Erzählung – *emotional narrative* – deren synchrone Strukturen und Erzählrhythmen sich ab der 6. Lebenswoche zu einer zyklischen Protokonversation weiter entwickeln. Dabei antwortet das Baby jetzt auf Gesprächseinladungen der Mutter mit einem Muster, das Aufmerksamkeit, Lächeln, Gurren, vorsprachliche Lippen- und Zungenbewegungen und Handgesten verbindet (Trevarthen 1996, 79).

Es fällt beim Kind eine Kopplung der Hand mit der Kopf-Augen-Verbindung auf – *pre-reaching* – ebenso eine Hand-Mund-Koordination, die komplexer wird, wenn das Baby an einer Unterhaltung beteiligt ist. Die zwei elementaren Motivkonfigurationen sind subjektive Motive (Interesse an der Umwelt) und intersubjektive Motive, die im 1. Lebensjahr unterschiedlich stark ausgeprägt sind und dadurch gegenseitig ihre Entwicklung vorantreiben (Trevarthen & Aitken 2001, 5). Der Wir-zentrierte-Raum

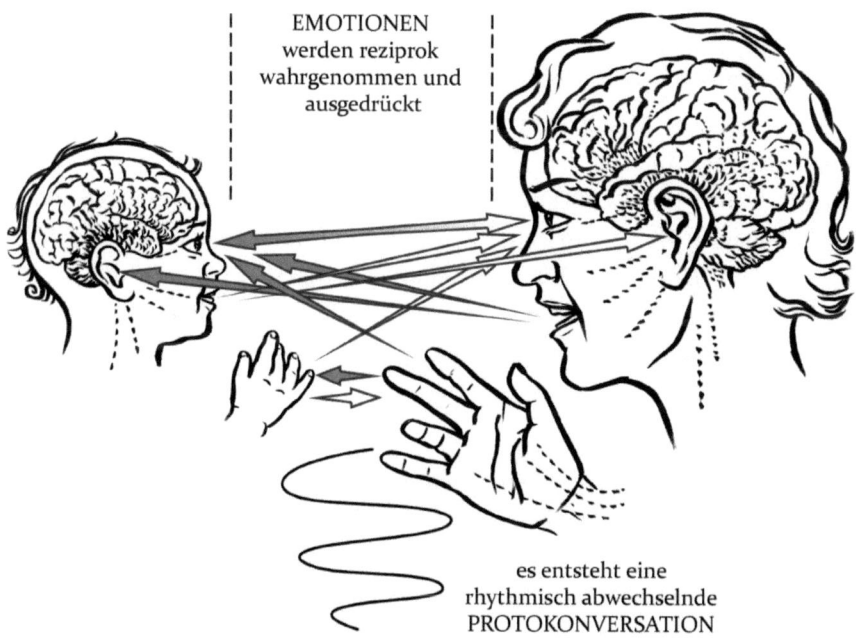

Abbildung 8: Die primäre Intersubjektivität (aus: Trevarthen 1998, xiii)

fungiert als ein ‚Übraum' für die Vorhersehbarkeit von Kohärenz und Regularität von Interaktionen und wirkt sich auf die Fähigkeit aus, zwischen

Selbst und Anderen zu unterscheiden. Im Laufe der Genese wird dabei die Wahrnehmung der Welt immer differenzierter.

Das Neugeborene richtet seine Aufmerksamkeit primär auf Menschen, aber mit zunehmendem Alter verändert sich dies: Ab dem 3. Monat wächst das Interesse an visuellen und auditiven Reizen und auch die Neugier, Objekte mit Mund oder Händen anzufassen. Trevarthen & Marwick (1986) sehen das nun eigenständige Kopfhalten und die selbständige Aufrichtung als Voraussetzung für eine dialogische Protokonversation, die sich vermehrt um Objekte in der Umgebung des Kindes zu drehen beginnt. Diese Entwicklung führt weiter zur sekundären Intersubjektivität.

Die sekundäre Intersubjektivität

Um den neunten Monat entwickelt sich die sekundäre Intersubjektivität. Voraussetzung hierfür ist die Entwicklung realer kognitiv-affektiver Selbst-, Fremd-, und Objektrepräsentationen, die dem Kind eigenständige Erfahrungen in Bezug auf seine Umwelt durch intentionale Koordination ermöglichen. Durch den Einbezug eines konkreten Objekts in die bestehende Dyade findet also bei der sekundären Intersubjektivität eine Erweiterung hin zur Triade statt (vgl. Abb. 9).

Ihr liegt der Erwerb zweier Dezentralisierungsleistungen zugrunde: Die geteilte Aufmerksamkeit – *joint attention* – ermöglicht, dass erstmals ein gemeinsamer Aufmerksamkeitsfokus entsteht, da das Kind der Blickrichtung der Mutter folgen kann, dies ermöglicht gemeinsames Handeln. Sie ist für den Spracherwerb von großer Bedeutung, wie in Kap. 5 dargestellt werden wird. Die wechselseitige Aufmerksamkeit – *mutual attention* – zwischen Kommunikationspartnern ermöglicht deren gefühlsmäßige Angleichung aufgrund des Aufzeigens ihrer inneren Zustände.

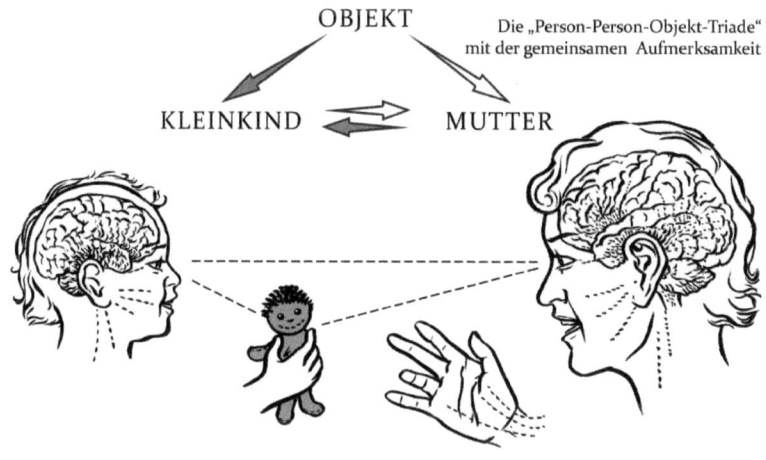

Abbildung 9: Die sekundäre Intersubjektivität (aus: Trevarthen 1998, 102)

2.3.4 Störungen der Kommunikation

Anhand zweier unterschiedlicher Tests wird ersichtlich, auf welche Weise eine gestörte Kommunikation gesunde Kinder beeinträchtigt, hier zeigen sich die komplexen Gefühle, die den intersubjektiven Austausch zwischen Mutter und Kind regulieren:

Im *'Still-or-blank-face'*-Test wird untersucht, wie ein gesunder Säugling auf eine Unterbrechung bzw. den Stillstand der Kommunikation reagiert. Eine Mutter unterbricht die laufende Unterhaltung mit dem Kind und sieht es für eine Minute nur an, ohne auf seine Versuche der Wiederaufnahme der Kommunikation einzugehen. Das Baby reagiert darauf mit Resignation, vermeidet den Augenkontakt, zeigt Anzeichen von Stress und wird traurig. Nach Wiederaufnahme der Kommunikation traut sich das Kind erst nach einigen Minuten wieder einzusteigen. Wendet sich die Mutter unter Beibehaltung ihrer Kommunikationsmuster anderen Menschen zu, so zeigt das Kind keinerlei Anzeichen von Stress und es nutzt die Pause zur Erholung von der Interaktion.

Beim *'Video-Interaktions-Replay'*-Experiment soll untersucht werden, wie sich eine Zeit verzögerte, nicht-synchrone Kommunikation auf das Kind bzw. beide Kommunikationspartner auswirkt: Mutter und Kind kommunizieren synchron aus unterschiedlichen Räumen mittels Kameras und Bildschirmen miteinander, was keinerlei Schwierigkeiten birgt. Daraufhin wird die Synchronie unterbrochen, indem ein kurzer aufgezeichneter Ausschnitt der Kommunikation dem Kind Zeit versetzt vorgespielt wird. Das Kind versucht nun, sich in der Kommunikation der Mutter anzugleichen, was ihm nicht gelingt. Daher wird das Kind trotz der mütterlichen Freundlichkeit erst zunehmend verwirrt und dann traurig. Es bricht den Blickkontakt ab, der positive Gesichtsausdruck weicht und wird durch eine negative oder stereotype Ersatzhandlung (z.B. zwanghaftes Betasten der Kleidung) ersetzt. Es wurde beobachtet, dass auch die Mutter beeinträchtigt ist: Sie hat das Gefühl, den Kontakt zu ihrem Kind verloren zu haben und versucht, ihr eigenes Verhalten und das ihres Kindes zu korrigieren. Außerdem projiziert sie eigene Gefühle des Ärgers oder des Unglücklichseins auf das Kind (Trevarthen 1998, 95/96).

Kinder unter zwei Monaten, und während der gesamten Phase der primären Intersubjektivität, werden bei diesen Experimenten sehr stark beeinträchtigt und verstört. Dies lässt ihre emotionale Abhängigkeit und ihre unbewusste aktive Anpassung an das Verhalten und das Timing der Mutter erkennen. Der Stress zeigt sich entweder durch Protest oder auch durch Sich-Zurückziehen, ferner durch vermeintlich ‚autistische' Merkmale, wie das eingangs erwähnte zwanghafte Betasten der Kleidung, das Innehalten und die Beendigung des Lächelns oder eine mäkelnde Art des Ausdrucks (Murray & Trevarthen, 1985, zit. nach Trevarthen 1996, 79). Dieser Zustand bleibt bis einige Minuten nach Wiederaufnahme des Kontakts bestehen. Im Alter der sekundären Intersubjektivität sind die Babys wesentlich weniger gestresst, da sie ihre Aufmerksamkeit mehr und mehr auf Objekte in ihrer Umgebung richten.

Das autistische Kind befindet sich ständig in der beschriebenen Stresssituation von unterbrochener oder Zeit versetzter Kommunikation und kann generell nicht an diesem fundamentalen intimen Dialog teilhaben.

2.4 Grundlegende Fakten und Konsequenzen: Ausgewählte Merkmale

Frühkindlicher Autismus ist kultur- wie auch schichtunabhängig. Es sind ca. 5 von 10 000 Kindern betroffen und die Häufigkeit überwiegt geschlechtsspezifisch mit ca. 4:1 unter der männlichen Population. Sind Mädchen jedoch betroffen, so zeigen sie eine stärkere Beeinträchtigung (Zahner & Pauls 1987 in Petermann, Kusch & Niebank 1998, 299). Die erhöhte Rate unter Jungen und engen Familienmitgliedern, insbesondere eineiigen Zwillingen, lässt eine genetische Disposition vermuten, nicht eines einzelnen Gens, sondern einer Gruppe von ca. 30 Genen (Trevarthen 1998, Jantzen 2007). Nach Böke (2008) wird Autismus durch genetische Faktoren begünstigt, aber bislang konnten diese Faktoren in keinen eindeutigen Kausalzusammenhang gebracht werden. Die Annahme, autistische Kinder seien frühkindlich nicht emotional gebunden, widerlegten Roger & Pennington (1991, zit. nach Trevarthen 1996, 50). Sie sehen zwar in deren Verhalten eine Inflexibilität im zwischenmenschlichen Bereich, jedoch keine Störung des basalen Systems emotionaler Bindung.

Die Anzeichen des frühkindlichen Autismus sind zum Zeitpunkt der Geburt nicht diagnostizierbar, dies ist erst bei Einsatz des Spracherwerbs möglich. In den ersten sechs Lebensmonaten kann laut Trevarthen (1998) lediglich eine Entwicklungsverzögerung festgestellt werden. Kehrer (2005, 28) erstellte eine nach Kindesalter geordnete Liste Autismus spezifischer Frühsymptome. Aus dieser geht hervor: je jünger ein Kind zum Zeitpunkt der Auffälligkeit ist, desto stärker ist die Störung ausgeprägt (Petermann, Kusch & Niebank 1998, 301).

Autistische Kinder weisen häufig sehr gute Leistungen „in den räumlich-konstruktiven Fähigkeiten und in reproduktiven Gedächtnisfunktionen" auf (Heubrock & Petermann 2000, 181). Ihre Schwierigkeiten liegen vor allem im Bereich der Wahrnehmung und der Reiz- und Informationsverarbeitung, kognitive und motorische Fähigkeiten sind in unterschiedlichem Ausmaß eingeschränkt.

Es fallen vor allem Veränderungen unterschiedlicher Gehirnstrukturen auf, die mit emotionalen Funktionen in Verbindung gebracht werden, z.B. im Bereich des Hippocampus, der Amygdala, des Kleinhirns, des limbi-schen Systems (Trevarthen 1996, 61/62) oder der Spiegelneuronen (Gallese 2001). Hier ist eine vermehrte oder aber verminderte Zelldichte zu beobachten oder aber unreife Neuronen. So gibt es offenbar keine vom Olivenkern aufsteigenden Faserbahnen zu den einzig efferenten im Kleinhirn

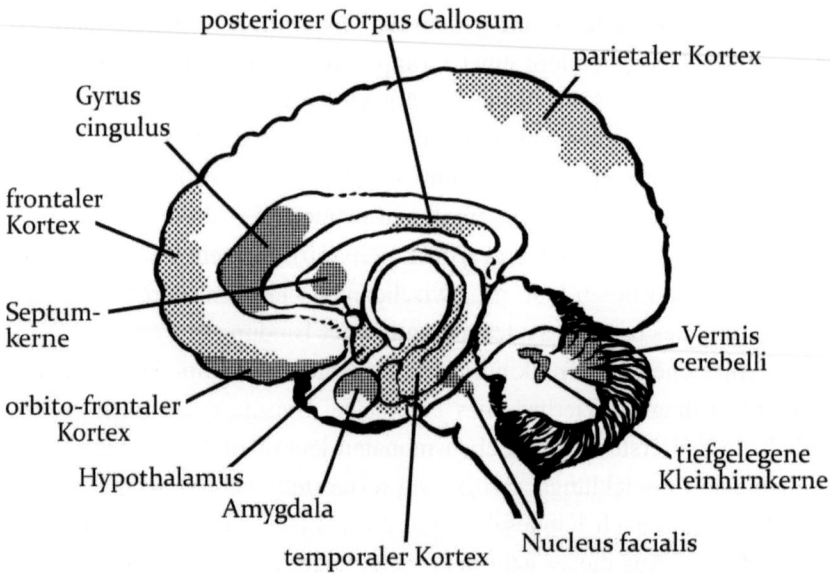

Abbildung 10: Anomalitäten in Anatomie oder Funktion verschiedener Hirnareale, wie von Autisten berichtet (aus: Trevarthen 1998, 86)

ansässigen Purkinjezellen (Trevarthen, ebd.), was dazu führt, dass Reize ungehemmt in das Gehirn eindringen und es regelrecht überfluten. Es wird vermutet, dass Kernprozesse, die die Stabilität des Organismus sichern, wie z. B. das explorative Verhalten, die Synchronisation bei Kommunikation und das Erlernen präziser motorischer Tätigkeiten, hierdurch beeinträchtigt sind (Jantzen 2007).

Die visuelle Stimulation, insbesondere der Blickkontakt zwischen Mutter und Kind, ist laut Schore (1994, 91) der maßgeblichste Wachstumsfaktor für die Ausreifung des orbito-frontalen Kortex[10]: Ihr ausdrucksvolles Gesicht ist die reichhaltigste Quelle für visuo-affektive Informationen, es dient als prägender visueller Reiz für das sich entwickelnde Nervensystem des Kindes. Hier gibt es eine Population gesichtsgerichteter Neuronen. Der frontale Kortex ist unter ständigem Einbezug von Erfahrungen an der Formung von Bindungsprozessen sowie an der Verarbeitung positiver zwischenmenschlicher Interaktionen beteiligt. Weiterhin hat er entscheidenden Einfluss auf die Ausformung der Hemisphären (ebd.). Auf neurochemischem Niveau wird dies durch dopaminerge Systeme und durch Opioide ermöglicht. Bei Autisten sind gestörte Frontalhirnfunktionen mit Auswirkungen in den genannten Bereichen zu beobachten, ferner im Bereich von Handlungs- und Planungsaufgaben, die denen von Patienten mit Frontalläsionen ähneln (Schore 1994, 89ff, Heubrock & Petermann 2000, 184).

Es wird eine Erweiterung der Ventrikel oder eine nur geringe Spezialisierung der Großhirnhemisphären, die jeweils unterschiedliche Funktionen innehaben, beobachtet. Dies ist begründet in einer stark verzögerten Myelinisierung des Balken (Corpus Callosum). Daraus resultiert ein beeinträchtigter Informationsaustausch, eine schlechte Koordination, unterschiedliche hemisphärische Aktivität und Integration zwischen ihnen. Es kommt daher bspw. zu einer zeitlich (stark) verzögerten Verarbeitung, die ihrerseits eine Desorientierung bedeutet. Weiter kann es zu Problemen des simultanen Bewusstseins von Selbst und Anderem, zu Verständigungsproblemen (wegen der Schwierigkeiten der gleichzeitigen Kontrollfunktion

---

10 siehe auch Kap. 1.3.1

von Verständnis und Ausdruck) oder zu Problemen beim Wechsel zwischen verschiedenen Bewusstseinszuständen (Williams 2005) kommen. Es zeigen sich Erkrankungen wie tuberöse Sklerose, Phenylketonurie, Epilepsie (bei 20–35% der Betroffenen) oder Veränderungen im neurochemischen Stoffwechsel (z. B. ein erhöhter Serotoninspiegel im Urin bei ca. 30% der Autisten) (vgl. Trevarthen 1996, 62). Caspis (2002, zit. nach Jantzen 2007, 11) entdeckte ein Enzym, das wesentlich an der Regulation des Serotoninstoffwechsels beteiligt ist: Er fand heraus, dass sowohl niedrige als auch hohe Levels dieses Enzyms negativ mit dem IQ und positiv mit dem Schweregrad von Autismus korrelieren. Ein Hauptmerkmal von Autismus, die große Ängstlichkeit und das generell veränderte Erregungsniveau – nicht nur in sozialen Situationen – werden durch den erhöhten Spiegel der Stresshormone ACTH und β-Endorphin verursacht. Die deutliche Erhöhung bei schwer beeinträchtigten Autisten wird als Indikator für eine erhöhte Sensibilität des Organismus auf akute Stressoren gewertet, die vormalige Idee von chronischer Übererregbarkeit gilt als überholt.

All diese beschriebenen Schwierigkeiten, inklusive der in Kapitel 2.3 erläuterten Kommunikationsschwierigkeiten, können als sekundärer Defekt betrachtet werden.

Neueren Forschungsergebnissen zufolge (Dern 2008) haben Autisten eine unterschiedliche Informationsverarbeitung. Sie zeichnen sich durch eine erhöhte Wahrnehmungsfähigkeit[11] im visuellen und auditiven Bereich und schnellere Verarbeitungsmechanismen aus. Das untypische Sozialverhalten resultiert demzufolge aus einer unterschiedlichen Wahrnehmungsverarbeitung und bildet somit nicht das Kerndefizit.

Kognitive Stärken waren bislang in der Beobachtung von Autisten vernachlässigt gewesen, da die Forschung nicht von dem Konzept ausgegangen war, dass Autismus vorrangig kein Defizit darstelle (ebd.). Dies jedoch

---

11 a „superior attention to low-level perceptual information" (O'Connor, zit. nach Dern 2008)

ändert sich zum gegenwärtigen Zeitpunkt, insbesondere durch die Kanadierin Michelle Dawson, wissenschaftliche Mitarbeiterin von Prof. Mottron, klinische Neurowissenschaften. Dawson ist, laut Mottron (2011), eine sehr große Kapazität bei der Auswertung wissenschaftlicher Daten. Binnen kürzester Zeit nimmt sie davon sehr große Mengen auf, sie nimmt Wiederholungen oder Irregularitäten wahr und leitet aus ihnen Modelle ab, die „fast unfehlbar akkurat" (ebd.) sind. Ihr autodidaktisch angeeignetes Wissen sei auf dem Niveau eines akademischen Doktors. Neben ihr arbeiten weitere sieben Autisten in seinem Forschungslabor. Mottron verwirft die althergebrachte Meinung über die Verbindung von Autismus und Intelligenzminderung zu Gunsten eines Postulats von der Anerkennung einer nichtnormzentrierten neuronalen Arbeitsweise des Gehirns, die bspw. im Bereich von Wissenschaft große Dienste leisten kann. Ihm zufolge sind herkömmliche Verfahren und Diagnosekriterien bei der Intelligenzmessung oftmals unzureichend (ebd., & Dawson 2005, zit. nach Dern 2008), da die Leistungen von Autisten häufig im visuellen, aber auch im auditiven Bereich (wesentlich) höher liegen als die von Nicht-Autisten, oft jedoch Schwierigkeiten im sprachlichen Bereich aufweisen (Gaffrey 2007, Pellicano 2006 in Mottron 2011). Die Art der autistischen Intelligenz, die so genannte ‚flüssige Intelligenz'[12], mit den geläufigen Tests nur schwer feststellbar. So bietet sich die *'Raven's matrices'* an, ein nonverbaler Intelligenztest, mit dem analytisches Denken, das den Grundstock wissenschaftlicher Arbeit bildet, erfasst wird.

---

12 d.h. die Fähigkeit, aus neuartigen Situationen Regeln abzuleiten

2.5 Selbstdarstellung von Autisten

„Alles, was existiert, existiert mit Notwendigkeit, als Artikulation des unendlichen Verstandes Gottes [...]. Jeder Körper und jede Seele ist singuläres Resultat der *concatenatio rerum*, der Verknüpfung aller Dinge" (Spinoza, Ethik, Teil 1, 1977 nach Böke 2008, 273).

Defizite gibt es nur in den inadäquaten Ideen der menschlichen Vorstellungen, die einem begrenzten Verstand unterliegen, welche sich selbst zum Maßstab nehmen und daher nicht fähig sind, divergierende Seinsweisen zu schätzen. Sie sind der objektiven Realität nicht angemessen. Auch birgt eine Defizitbestimmung keinerlei Erkenntnisgehalt, da sie „bloß eine Zuschreibung in Bezug auf bestimmte, vom Zustands des Gehirns des Betrachters abhängige Erwartungen beinhaltet. Die wirkliche Natur der Dinge [könne] nur positiv bestimmt werden" (ebd.). Mit diesen Aussagen hatte Spinoza (1632–1677) eine rationale, salutogenetische Auffassung menschlicher Verschiedenheit bei gleicher Wertigkeit gelegt, die auch den Geist betrifft, die ‚Neurodiversität'.

Die Neurodiversität wurde zum Ende des zwanzigsten Jahrhunderts wissenschaftlich belegt. So bestätigt Thompson: „Der allgemeine Bauplan ist für alle menschlichen Gehirne gleich, in der Feinorganisation zeigen sich jedoch von Mensch zu Mensch große Unterschiede, die auf Erbfaktoren, Entwicklungsfaktoren und die Erfahrungen zurückzuführen sind, die jeder einzelne im Laufe seines Lebens macht" (1994, 343). Jetzt wird gleichrangig zwischen dem neurotypischen und dem autistischen Gehirn unterschieden. Vor allem findet erstmals eine positive Würdigung der „Leistungen des Gehirns [statt], die einfach auf andere Schwerpunkte gerichtet sind als bei der Mehrheit" (Böke 2008, 270) und damit verbundener Fähigkeiten. So erläutern die Betroffenen ihre Schwierigkeiten oder ihren Umgang mit ihren Problemen, aber auch die Vorzüge und Kompetenzen dieser Seinsweise wie bspw. eine distanzierte Betrachtungsweise, die Fähigkeit zu unkonventionellen Problemlösungen, eine erhöhte und verlängerte Aufmerksamkeitsspanne für spezifische Bereiche oder eine scharfe Beobachtungsgabe. Grandin (1998, zit. nach Feuser 2005, 4) und Böke weisen schließlich auf die Notwendigkeit „eines Schuss' Autismus" hin, ohne den bestimmte Leistungen nicht erbracht werden könnten! Sie hoffen auf einen Zustand der Entpathologisierung und der Gleichheit in der Gesellschaft.

Das Gehirn existiert als ökonomisches System, es versucht, das verfügbare Energieniveau auf unterschiedliche Bedürfnisse oder Interessen zu verteilen: Der Reizüberflutung, die aus den unvollständigen Purkinjezellen (vgl. Kap. 2.4) resultiert, begegnen manche Autisten, indem sie sich in sich selbst zurück ziehen und selbst stimulierendes Verhalten zeigen. Da sie sich nicht auf eine Fülle ständig einströmender Reize konzentrieren können, schützt sich ihr Gehirn vor der Überfülle durch das automatische Fokussieren auf einen Bereich. In derselben Art und Weise begründet Böke auch die Neigung zu Spezialinteressen. Hier helfen gleichförmige Stereotypien und Routinen, das Nervensystem zu festigen und vor Überforderungen durch ungleiche und sich widersprechende Reize zu schützen. Dies wird als '*monotracking*', ‚Monotropismus' oder ‚Aufmerksamkeitstunnel' bezeichnet. Böke (2008) erklärt, dass sich die Kommunikationsstörung aus der Notwendigkeit der Konzentration auf eng begrenzte Gebiete ergibt. Er folgert, dass Autismus „nicht das Resultat einer Kommunikationsstörung, sondern des ‚Aufmerksamkeitstunnels' " (ebd., 270) zu verstehen sei.

Williams (1990) schildert ihre langwierigen Schwierigkeiten bei der Wahrnehmung ihres Körpers und der Umwelt. Neben der kognitiven Aufarbeitung ihrer sinnlichen Wahrnehmung beschreibt sie das Erlernen der Interpretation der selbigen durch die Erschaffung von '*artificial limbs*' (ebd., 140). Diese ‚künstlichen Körperteile' bestehen aus einer Fülle an Methoden und Hilfestellungen bspw. zur Förderung links- und rechtshemisphärischer Koordination und Integration, Reizverarbeitung (insbesondere Sprachwahrnehmung und -verarbeitung), Schutz vor Überreizung u.a. .

Im Bereich von Sprache und Kommunikation folgte Williams' Entwicklung zeitweilig einem krankhaftem Kompensationsverlauf: Sie erläutert ihre Schwierigkeiten im Bereich der gesprochenen Sprache: Zum Einen konnte sie die Analyse der Lautfolgen nur durch eine komplizierte *'checkpoint procedure'* (Williams 1992, 69) bewerkstelligen. Zum Anderen konnte sie an Kommunikationsprozessen nur über einen substituierten Kompensationsprozess, in diesem Fall über die Herstellung von Dissoziation, teilnehmen. Dafür erschuf sie zwei *'agents'*, zwei Handelnde, die unterschiedliche Funktionen erfüllten. Die Entwicklung der *agents* nahm einen komplexen Verlauf und befähigte sie, zu kommunizieren und angstfrei zu leben. Dies drehte sich jedoch zu ihren Ungunsten, d.h. die Entwicklung der einstmals hilfreichen *agents* übermannte sie und ihre Dissoziation zwischen wahrem und falschem Selbst führte schließlich zu einem Selbstmordversuch (Fischer 1997, 758).

All diese unterschiedlichen Mechanismen, einschließlich des erwähnten selbst stimulierenden Verhaltens, stellen reale, hoch entwickelte Kompensationsprozesse im vygotskijschen Sinne des tertiären Defekts, also der positiven Regulierung, dar.

3 Das kognitive Embodiment

Eine Forschungsgruppe des ‚Istituto di Fisiologica Umana' der Universität Parma entdeckte 1996 im prämotorischen Kortex von Makaken eine Gruppe sensomotorischer Neurone, die bei der Beobachtung einer zielgerichteten Hand-Objekt-Interaktion das selbe neuronale Potential aktiviert, das auch bei der eigenen Ausführung der Handlung entstünde. Aufgrund des wechselseitigen Auslösens von Aktivität, dem Spiegeln gleich, gaben sie ihnen den Namen Spiegelneurone[13]. Diese Entdeckung hat einen Paradigmenwechsel im interdisziplinären Feld von Psychologie, Neurolinguistik und Philosophie herbeigeführt. Bislang hatte sich die Kognitionstheorie laut Gallese (2007) zu sehr auf interne mentale Repräsentationen zur Erklärung geistiger Zustände anderer gestützt – jetzt wird eine direkte verkörperte Simulation propagiert. Diese beruht auf dem erläuterten direkten neuronalen Zugang und dadurch auf einer direkt erfahrbaren Dimension an zwischenmenschlicher Beziehung.

Galleses Prämisse ist, dass der Mensch den selben evolutionären Prozessen wie alle anderen Lebewesen unterliegt, es gibt infolgedessen weder in biologischen, noch in sozialen Prozessen eine scharfe Diskontinuität zwischen Tier und Mensch. Kognitive Fähigkeiten wurden nicht als solche ‚entworfen' und ‚installiert', sondern sind ein Ergebnis des gleichen entwicklungsgeschichtlichen Hergangs, den bis zum jeweils letzten gemeinsamen Verbindungsglied auch andere Lebewesen durchlaufen haben.

Insbesondere wird hier dargestellt, in welchem Zusammenhang die Spiegelneuronen mit dem System Sprache und zu den Sprachkompetenzen von Autisten stehen.

---

13 im weiteren Verlauf ‚SN' oder Spiegelneuronensystem ‚SNS'

3.1 Definition, Lokalisation und Funktionsweise

Spiegelneurone sind Neurone, die sich in ihrer als psychisches System im Laufe der Phylogenese im prämotorischen Kortex unter Ausnutzung dessen funktionaler Architektur ‚über' dem Bewegungssystem angesiedelt haben. Sie gehören somit zum Handlungs- oder Bewegungssystem und tragen zum Bewegungsverständnis bei, haben aber dabei keinen Einfluss auf Handlungen im Außen. Sie zeichnen sich dadurch aus, dass bei der Beobachtung einer Handlung neben visuellen Bereichen gleichzeitig motorische Neuronenkreisläufe aktiviert werden, so, als ob der Beobachter selbst die Handlung ausführte. Auf diese Weise stellen sie eine Verbindung zwischen dem beobachteten Handelnden und dem Beobachter her, die, so Gallese (2001, 36), „in der Einbindung des beabsichtigten Handlungszieles in einen Körper, in einer Verkörperung", liegt. Dieser implizite, automatische und unbewusste Prozess der verborgenen Bewegungssimulation befähigt somit den Beobachter, mit eigenen Mitteln, ohne zu theoretisieren oder eine vorgefertigte Haltung einzunehmen, direkt und bedeutungsvoll in die Welt des Anderen einzudringen. Handlungsverständnis kann daher leitend als subpersonelle, auf neuronalen Kreisläufen beruhende Funktion mit inter-subjektivem Inhalt betrachtet werden.

Die Spiegelneurone sind bei der Durchführung einer zielgerichteten Hand-Objekt-Interaktion, wie dem Greifen oder dem Halten eines Objekts, aktiv. Sie zeigen keine Reaktion bei dem Anblick des Handlungsträgers oder bei dem eines Objekts alleine. Das Vortäuschen einer Handlung ohne Zielobjekt aktiviert nur wenige, die Ausführung durch eine maschinelle Vorrichtung aktiviert keine Spiegelneurone. F5-Neurone[14] wurden in verschiedene Kategorien klassifiziert, entsprechend der Handlung, die mit dem Feuern verbunden ist: Es gibt ‚mit-der-Hand-greif-Neurone', ‚Halte-Neurone' oder ‚Zerreiß-Neurone'. Die SN kodieren also nicht nur das Handlungsziel, sondern auch die Art der Handlungsausführung. Die F5-Neurone werden sogar aktiviert, wenn das ‚Ergebnis' der Handlung ver-

---

14 F5: Bereich des ventralen prämotorischen Kortex

steckt ist. Meist feuern sie bei einer intendierten kognitiven Handlung und nicht bei einer individuellen Bewegung. Neben den visuellen gibt es auch eine Klasse von audio-visuellen Neuronen, die beim Geräusch einer durchgeführten Handlung feuern. Außer im prämotorischen Kortex sind auch in anderen Arealen SNS auffindbar.

Die Existenz der SNS im Menschen bewies Fadiga (1995 & Cochin 1998, zit. nach Gallese 2001) anhand von Experimenten, die mit denen an Primaten durchgeführten vergleichbar sind. Die SN des Menschen reagieren unter den gleichen Bedingungen wie die des Affen.

Bei den Makaken wurden Spiegelneurone im Bereich F5 des ventralen prämotorischen Kortex, im Bereich PF des Parietallappen und im STSa gefunden. F5 ist somatotopisch aufgeteilt: Die Neuronen im vorderen Teil des inferioren Bereich 6a (F5) des Affen feuern während aktiver Bewegung von Hand oder Mund oder von beiden. Ferrari (2003) fand eine große Anzahl von Neuronen, die bei der Beobachtung und der Ausführung transitiver Handlungen, die mit der oralen Beschäftigung eines Objekts in Verbindung stehen, aktiv sind und eine Minderzahl von Neuronen, die während der Beobachtung intransitiver, kommunikativer, fazialer Handlungen feuert, die der Experimentator durchführt, sie unterstützen also Aspekte der Kommunikation des Affen. Der dorsale Teil beinhaltet Repräsentationen von Handbewegungen. Es wird davon ausgegangen, dass die STSa-Neurone die Quelle für die F5-Neurone sind. F5 erhält keine direkte Projektion aus dem STS-Bereich, sondern vom inferioren Parietallappenbereich, der seinerseits reziprok mit STS verbunden ist.

Es wird angenommen, dass der Bereich F5 im Affen mit dem Broca-Areal[15] im Menschen übereinstimmt, dafür sprechen die ähnliche Verortung innerhalb des agranularen frontalen Kortex und die starke cytoarchitektonische Konvergenz. Im Menschen gibt es auch entsprechende Systeme im prämotorischen und parietalen Bereich (Rizolatti 2001, Gallese 2004), beide sind wichtig für die Bewegungsorganisation. Im Frontallap-

---

15 entspricht dem Brodmannschen Areal 44

pen finden komplexe Bewegungsrepräsentationen in der lateralen Oberfläche, im Bereich 6aα und im Broca-Areal statt.

Das SNS ist nicht auf Handbewegungen beschränkt, es formt ein somatopisch korrespondierendes Netzwerk. Die Korrespondenzen sind folgende: Die Fußtätigkeit findet im dorsalen Teil des Areals 6 statt, die Mundtätigkeit zeigt sich als bilaterale Aktivität des Areals 6 und des Broca-Areals (Ferrari et al, 2003).

Insbesondere konnte Buccino (2001) den Zusammenhang zwischen Kommunikation und sprachbezogener Handlung in Beobachtung und Ausführung belegen. Die Handtätigkeit aktiviert den linken Bereich des STS, den dorsalen Teil des ventralen Bereichs 6 und das Broca-Areal. Buccino et. al. (2001) stellt fest, dass das Broca-Areal nur bei der Beobachtung gezielter Handbewegungen aktiv ist. Zwischen beobachteten und ausgeführten Handlungen besteht eine große Kongruenz, denn ein Drittel der Neurone feuert bei der gleichen Handlungsart und Ausführungsweise und zwei Drittel feuert bei einer eher allgemeineren Übereinstimmung, dies ermöglicht eine abstrakte Handlungskodierung.

Bauer (2006) konnte die Kongenitalität und Funktionalität zum Zeitpunkt der Geburt belegen. Von da an beginnen unwillkürliche Handlungen eine Aktivierungsspur zu bahnen, die bei einer willkürlichen Handlung erkannt und reaktiviert wird. Dies führt zu einem simultanen Handlungsverständnis. Die Handlungsabsicht liegt definitiv vor dem Anfang der Bewegungen. Die Spiegelneurone feuern dabei deutlich mehr, wenn die Bewegung in einen Zusammenhang eingebettet ist. Außerdem besteht eine Beziehung zwischen der Feststellung der Absicht und der Handlungsvorhersage. Es gibt eine Klasse von parietalen Spiegelneuronen, deren Aktivierung während der Beobachtung der nachfolgenden, noch nicht vollbrachten Handlung diese insgesamt spezifiziert. Zusätzlich diskriminieren sie identische Bewegungen, je nach dem, in welche Handlung sie eingebettet sind, nicht nur in der beobachteten Bewegung. Dies erlaubt, die nächste Handlung vorher zu sagen. Daraus folgt, dass im Beobachter in Abhängigkeit zur Aktivierung einer bestimmten Bewegungskette des Handelnden dieselbe Kette aktiviert wird. Somit liegt die Zuschreibung einfacher Absichten in der Vorhersage des nächsten Ziels, und die Handlungsvorhersage entspricht der Absichtszuschreibung. Dies sind verbundene Phänomene, die durch den gleichen funktionalen Mechanismus unterstützt werden. Auch kodieren die Spiegelneurone eine singuläre Handlung in Abhängigkeit zur übergreifenden Handlung, in die sie eingebettet ist und formen auf diese Weise eine vorgefertigte intentionale Kette, bei der die jeweils nächste Bewegung durch die vorhergehende vorbereitet wird.

Spiegelneurone stellen die neuronale Basis für die Imitation. Eine Imitation ist eine Bewegung oder eine Sequenz von Bewegungen, denen ein Handlungsverstehen oder auch Nicht-Verstehen voraus geht. Es wird die kognitive Intention und nicht der Bewegungsakt imitiert. Imitation geschieht aus sozialen Gründen wie Kommunikation und Anpassung oder, um von anderen zu lernen. Handlungen unterliegen dem ‚a-priori'-Prinzip, somit werden Beziehungen initial auf sozialer Ebene hergestellt, wo sie soziales Modellieren und die Gewinnung sozialer Erkenntnisse der eigenen Person wie auch anderer Personen ermöglichen.

3.2 Spiegelneurone – kanonische Neurone

Das Gebiet F5 kann funktional in zwei Bereiche unterteilt werden: In der kortikalen Konvexität gibt es eine hohe Dichte der oben beschriebenen Spiegelneurone. In der posterioren Wand des inferioren Teils des Sulcus arcuatus liegt eine andere Klasse, die so genannten ‚kanonischen Neurone' (Rizzolatti 1988 & 2000, Murata 1997, zit. nach Gallese 2001). Diese werden nur bei der Beobachtung von Objekten und bei der Ausführung Ziel bezogener Handlungen aktiv und nicht bei der Handlungsbeobachtung! Zwischen der Art des Greifens und der Größe und Form des zu greifenden Objekts, welches sie motorisch kodieren, besteht Kongruenz. Beide F5-

Bereiche sind reziprok mit F1 im primären Motorkortex verbunden. Wozu gibt es nun diese unterschiedlichen Arten prämotorischer greifbezogener Neurone? Spiegelneurone vollziehen also neuronal einen Handlungsabgleich. Die kanonischen Neurone hingegen erfassen die Objektmerkmale und arbeiten sie bestmöglich in ein Bewegungsprogramm ein (Jeannerod 1995, Gallese 1996b, zit. nach Gallese 2001), um eine erfolgreiche Objekt-Handlung zu produzieren. Sogleich wird eine Kopie dieses Signals, ein so genanntes Efferenzkopiesignal, den Spiegelneuronen übermittelt. Dieses Signal fungiert als Simulator für die geplante Handlung, es ermöglicht, deren Konsequenzen vorher zusagen und dadurch eine bessere Kontrollstrategie zu erreichen (siehe auch Tabelle 1).

Diese Hypothese wird durch die Modelle der ‚vorauseilenden Widerspiegelung'[16] unterstützt. Dies sei anhand eines Beispiels aus dem Bereich der Haltungskontrolle (Cordo & Nashner 1982, zit. nach Gallese 2001) erläutert: Streckt jemand seinen Arm nach vorne aus, um bspw. eine Klinke zu greifen, so gleicht ein ‚Vorwärtssignal' die daraus resultierende Haltungsstörung aus. Der hintere Beinmuskel zieht sich, lange, bevor sich der Arm bewegt, zusammen. Er ‚erahnt' also richtiggehend die Störung und beugt ihr vor. Hierbei sind weder bewusstes Schlussfolgern noch offenbare Kognition beteiligt.

Tab. 1: Darstellung der Kooperation von Spiegelneuronen und kanonischen Neuronen

Stufe	Spiegelneurone	Kanonische Neurone
1		Kanonische Neurone spezifizieren die Objektmerkmale
2		Sie erarbeiten daraus das bestmögliche Bewegungsprogramm

---

16 Modelle der ‚vorauseilenden Widerspiegelung': Sie fangen die vorwärtige oder kausale Beziehung zwischen Handlung und Ergebnis ein, wie sie durch die Efferenzkopie signalisiert werden. Sie ermöglichen die Einschätzung von Ergebnissen von Bewegungsbefehlen. Dieses Prinzip stellt einen Entwicklungsgrundsatz jeglichen Lebens dar.

3		Sie schicken davon ein Efferenzkopiesignal an die Spiegelneurone
4	Das Efferenzkopiesignal fungiert als Simulator der geplanten Handlungen	
5	Der ausführende Bewegungsapparat kann sich hier ‚einklinken' und die am besten passendste Ausführung bewerkstelligen, bei der neuronal eine recht gute Kontrollstrategie vorhanden ist. Das Ergebnis der Handlung kann vorausgesagt werden und es kann ihm im Sinne des vorwärtigen Modells entgegengearbeitet werden	

Das hier erläuterte ineinander greifende System macht eine unmittelbare Handlungs-RE-Präsentation möglich, aus der ein Handlungsverständnis hervorgeht. Gallese behauptet, dass sich dieses ursprünglich der Bewegungskontrolle dienende System weiter entwickelt hat. Es wird heute unter Beibehaltung gleicher Funktionsmechanismen von dem höheren und komplexeren psychischen System Sprache überlagert und ermöglicht die Kommunikation unter Menschen.

3.3 Spiegelneurone und Sprache

'Speech is comparable to a gesture because what it is charged with expressing will be in a same relation to it as the goal is to the gesture which intends it' (Merleau-Ponty 1960/64, 89, zit. nach Gallese 2007, 5).

Spiegelneurone haben für die Sprachentwicklung und in Folge dessen bei der Sprachverarbeitung eine wichtige Funktion. Wie dargestellt wurde, hat das SNS das frontoparietale System für den Bereich Sprache exaptiert (Meister & Iacoboni 2007), Sprache baut sich demzufolge über Handlungen auf. In welchen phylogenetischen Schritten diese Überlagerung stattgefunden hat, erklärt Arbib (2005). Er erarbeitet sieben Stadien der Evolution von Sprache, wie sie in Tabelle 2 dargestellt sind, wobei die Imitation die Grundlage für zwei Stadien ausmacht. Die ersten drei Stadien sind vormenschlich, werden also mit den Primaten geteilt.

Tab. 2: Die phylogenetische Entwicklung von Sprache als einer Handlung

Stufe	Entwicklungsschritt
1	Greifen
2	Spiegelsystem für das Greifen (dies wird mit den gemeinsamen Vorfahren von Mensch und Affe geteilt)
3	einfaches Imitationssystem für objektgerechtes Greifen (über häufige Lernerfahrungen)
4	ein komplexes Imitationssystem für das Greifen; die Fähigkeit, die Handlung des Anderen der eigenen Handlung als ähnlich zu erkennen bzw. neue Handlungen zu integrieren
5	Protozeichen: Ein Kommunikationssystem basierend auf Handlungen, das das starre Repertoire der Primatenvokalisation durchbricht und ein ‚offenes' Repertoire schafft
6	Protosprache: Mechanismen, die mit wachsender Flexibilität den Vokalapparat kontrollieren können, resultieren aus der Fähigkeit, Mechanismen zu kontrollieren, die sich für Protozeichen entwickelt haben
7	Sprache: Die Veränderung von Handlung-Objekt-Rahmen zu Verb-Subjekt-Strukturen zu Syntax und Semantik, die Co-Evolution von kognitiver und linguistischer Komplexität, dieses letzte Stadium resultiert einzig auf einer kulturellen Transition

3.3.1 Kriterien für Sprachbereitschaft

Des Weiteren nennt Arbib (2005) sieben Stufen, die die Sprachbereitschaft im Individuum anzeigen[17], wie sie in folgender Tabelle aufgezeigt werden:

---

17 Die Abkürzungen werden in Anlehnung an das englische Original verwendet:
LR: Language readiness: Sprachbereitschaft
LA: Language acquisition:- Sprachaneignung

Tab. 3: *Die Kriterien für Sprachbereitschaft*

Stufe	Bereitschaftsniveau
LR 1	Die Fähigkeit, bei jemandem die Imitation als ein Reihe familiärer Bewegungen zu erkennen und sie wiederholen zu können, aber auch die Erkenntnis, neue Handlungen mit den bekannten zu verbinden
LR 2	Die Fähigkeit, Symbole mit einer offenen Klasse von Lauten zu assoziieren (anfangs waren sie vereinheitlichte Äußerungen, die auf manuellen und fazialen, nicht aber auf vokalen Gesten gründeten)
LR 3	Gleichwertigkeit: Was für den Produzenten gilt, gilt auch für den Rezipienten – dies erweitert LR 2 insofern, als dass es sicher stellt, dass Symbole geteilt werden
LR 4	Beabsichtigte Kommunikation: Die Kommunikation soll eine bestimmte Wirkung auf den Empfänger haben und nicht zufällig sein
LR 5	Von der hierarchischen Struktur zur zeitlichen Ordnung: Wahrzunehmen, dass beim Gebrauch von Sprache hierarchische Konzepte in zeitlich geordnete Strukturen überführt werden
LR 6	'Jenseits von hier-und-jetzt-1': Die Fähigkeit, vergangene Geschehnisse zu erinnern und sich zukünftige vorzustellen
LR 7	Pädomorphie und Sozialität: Sie stehen in Verbindung mit sozialen Fürsorgestrukturen, sie stellen die Bedingungen für komplexes soziales Lernen

Eine grundlegend vermutete Eigenschaft von Sprache, nämlich hierarchisch konzeptuelle Strukturen in zeitlich geordnete Strukturen umzuwandeln, ist nicht wirklich sprachspezifisch, sondern überall zu finden, wo die Umwelt wahrgenommen und auf sie angemessen reagiert wird. Sprachspeziell hingegen ist das Prinzip der Rekursivität[18] nach Humboldt (Arbib 2005, S. 108). Dies ermöglicht einen Übergriff sowohl in die Vergangenheit als auch in die Zukunft. Hier wird die Gleichwertigkeit, die dem Teilen von Bedeutung und der Fähigkeit zur komplexen Imitation unterliegt, als Hauptmerkmal von Sprache betrachtet und nicht, wie oftmals benannt, die Symbolisierungsqualität. Nur bis hin zur Stufe der Protosprache han-

---

18 die formale Eigenschaft von Grammatik, „mit einem endlichen Inventar von Elementen und einer endlichen Menge von Regeln eine unendliche Menge von Sätzen zu erzeugen" (Bußmann 2002, 560).

delt es sich um eine biologische Entwicklung, alle nachfolgenden Stufen stellen einen kulturhistorischen Prozess dar (ebd.).

3.3.2 Kriterien für Sprache

Neben der Fähigkeit des Gehirns für Gleichwertigkeit, der Fähigkeit für hierarchische Strukturierung und für zeitliche Anordnung bei der Sprachbereitschaft muss der Mensch für den Erwerb von Sprache laut Arbib (2005) außerdem die in Tabelle 4 aufgelisteten Voraussetzungen erfüllen:

Tab. 4: Notwendige Eigenschaften von Sprache

Stufe	Sprachvoraussetzungen
LA 1	Symbolisierung und Kompositionalität: Die Symbole werden zu Wörtern im Ausdruck ihrer Bedeutung, sie sind nach festgelegten Regeln auswechel- und zusammenfügbar (Arbib S. 109)
LA 2	Syntax, Semantik und Wiederkehr: Die Passung der Syntax mit den semantischen Strukturen entwickelt sich zusammenhängend mit der Fraktionation der Äußerungen
LA 3	'Jenseits-von-hier-und-jetzt-2': Die Verbzeiten und damit einhergehende Umschreibungen ermöglichen es, sich sprachlich in andere Zeiten zu versetzen
LA 4	Lernbarkeit: Syntax und Semantik einer menschliche Sprache muss grundlegend für die Mehrheit der Kinder erlernbar sein

Einen wichtigen Unterschied zwischen der menschlichen Sprache und der Primatensprache macht das höhere Niveau an Rekursivität aus, das der Mensch durch das Spiegelsystem für Handlungen erreicht. Dies wird in Zusammenhang gebracht mit der menschlichen Fähigkeit, die hierarchisch strukturierte ‚Phasen-Struktur-Grammatik' zu meistern.

Exkurs: Der Kern eines Dialogs

Bei Handlungsausführung und -beobachtung sind die prämotorischen Bereiche aktiv. Normalerweise verhindern verschiedene Mechanismen, dass der Beobachter das Bewegungsverhalten des Beobachteten nachmacht. Die selben Mechanismen verhindern, dass der Handelnde die Handlung frühzeitig initiiert. Im Falle der Handlungsbeobachtung ist dies bspw. eine starke Hemmung im Rückenmark, die selektiv diejenigen Motoneuronen blockiert, die an der Ausführung einer beobachteten Handlung teilhaben (Fadiga, pers. Mitteilung an Rizzolatti & Arbib, 1998, 190). Ist jedoch diese Handlung von speziellem Interesse, so wird das prämotorische System es erlauben, einen kurzen ‚Präfix' der Bewegung zu zeigen. Dieser Präfix wird vom Anderen erkannt und beeinflusst beide Partner: Der Handelnde erkennt die Intention des Beobachters, dieser wiederum bemerkt, dass seine unwillentliche Antwort das Verhalten des Handelnden beeinflusst. Es ist nötig, dass der Beobachter lernt, sein Spiegelsystem zu kontrollieren, um nur willentlich ein Signal auszusenden. Passiert dies, ist ein primitiver ‚Dialog' zwischen Handelndem und Beobachter hergestellt.

3.4 Die Beeinträchtigungen des Spiegelneuronensystems bei Autismus

Bei Autisten wurde eine sehr geringe Dichte der grauen Substanz im ventralen prämotorischen oder im hinteren Parietalkortex festgestellt, das zu dem Spiegelsystem gehört (vgl. Arbib 2005). Daraus resultieren Probleme bei der Wahrnehmung dynamischer visueller Stimuli, insbesondere von Gesichtern, ebenso wie Merkfähigkeitsstörungen für Gesichter, Wahrnehmung des emotionalen Ausdrucks des Anderen und Beeinträchtigungen in der Beurteilung der Blickrichtung. Sie gehen einher mit den Schwierigkeiten, „Komponenten der rezeptiven Sprache, also die Integration der Laute und der dazugehörigen Mundstellung" des Gegenübers zusammenzufügen

(Gepner, Gelder & de Schonen 1996, zit. nach Heubrock & Petermann 2000, 184).

Durch die Dysfunktion der Spiegelneurone bzw. durch das Nicht-Funktionieren der verkörperten Simulationsmechanismen ergeben sich große Defizite. Damit verbunden sind Schwierigkeiten bei der Herstellung bedeutungsvoller Verbindungen im sozialen Raum. Davon ausgehend, dass die Grundlage unserer Sozialkompetenz, und daraus erwachsend, unserer Sprachkompetenz in der Fähigkeit liegt, einen impliziten (einbeziehenden) und direkt geteilten Wir-zentrierten-Raum zu bilden, folgt aus dieser Störung die Unfähigkeit der vollends verstehenden beabsichtigten Angleichung mit anderen Menschen. Daraus entsteht eine Vielzahl kognitiver und exekutiver Defizite, die die soziale Kognition unterstützen.

Schmitz (et al 2003 zit. nach Gallese 2006, 7) fand heraus, dass autistische Kinder ihre Körperhaltung auf rückliegende Ereignisse basieren, anstatt von den Modellen der vorauseilenden Spiegelung Gebrauch zu machen. Obwohl Körperhaltungsdefizite nicht grundlegend sozial sind, sondern auch aus einer Störung des exekutiven Kontrollbereichs eines funktionalen Mechanismus stammen können, bilden sie doch die Wurzel des erfahrbaren Wir-Raumes.

Im Bereich der Imitation wurden folgende Ergebnisse erbracht: Autisten zeigen keine automatische Nachahmung von Gesichtsausdrücken grundlegender Gefühle (McIntosh in Vorbereitung). Oberman (et al 2005) und Theoret (et al 2005) entdeckten die Unfähigkeit sowohl der symbolischen als auch der nicht-symbolischen Imitation, die bei gesunden wie auch geistig behinderten Individuen funktioniert. Nach Gallese wird dies bestimmt durch die Unfähigkeit, die Bewegungsäquivalenz von Vor- und Nachmacher herzustellen (u.a. zusammen mit einer gestörten Affekt-/Emotionsregulation). Während der Beobachtung und der Imitation zeigt sich bei Autisten keine Aktivierung des entsprechenden SNS (Pars opercu-lares im inferioren frontalen Gyrus). Die Aktivität dieses Gebietes ist wechselseitig verbunden mit der Schwere des Symptoms im sozialen Bereich.

Gallese (2007b) stellt dar, welche unterschiedlichen sprachlichen Niveaus beim rezeptiven und produktiven Sprachgebrauch im Spiegelsystem involviert sind. Hieraus wird ersichtlich, welche Bereiche bei Autisten beeinträchtigt sind:

3.4.1 Die verkörperte Simulation auf phonologischem Niveau

Er fand heraus, dass beim Zuhören (Phonemrezeption) das MEP[19] der jeweils beteiligten Zungenmuskeln deutlich ansteigt, was als ein akustisch verbundener Resonanzmechanismus auf phonologischem Niveau interpretiert wird. Durch die Untersuchung von Watkins et al (2003, zit. nach Gallese 2007b), bei der entdeckt wurde, dass beim Zuhören und Zuschauen von Sprachgestik ebenfalls das MEP der Lippenmuskulatur ansteigt, kann dies ergänzt werden. Weiterhin wurde die Aktivität bei Zungen- und Lippenmuskeln auch bei heimlicher Sprache bewiesen (ebd.). Hiermit kann eine Bewegungssimulation auf dem ‚transportieren Niveau‘, nämlich dem phonologischen, nachgewiesen werden. Diese Ergebnisse bedeuten, dass gesprochene Wörter wie auch symbolisch kommunikative Gesten originär als das selbe Einzelsignal im prämotorischen Kortex codiert werden.

3.4.2 Die verkörperte Simulation auf inhaltlichem Niveau

Durch die Entdeckung der Spiegelneuronen wird die Annahme, dass ein Verständnis auf einer symbolisch amodalen Repräsentation beruhe, zu Gunsten eines verkörperten Ansatzes aufgegeben. Es wurde untersucht, in wie weit die neuronalen Strukturen beim semantischen Verständnis eine Rolle spielen: Buchino (2005) fand heraus, dass beim Zuhören von Sätzen,

---

19 MEP: Motor Evoked Potential

in denen eine Arm- oder Fußbewegung beschrieben wird, das MEP der angesprochenen Muskelgruppen aktiviert wird. Dass auch die mentale Verarbeitung linguistischer Informationen kongruent mit dem semantischen Inhalt verläuft, konnten Haug, Johnsrude & Pulvermüller (2004, zit. nach Gallese 2007b) nachweisen. Bestimmte Wörter, die im Zusammenhang mit Gesichts-, Arm- oder Beinbewegungen stehen, aktivieren diejenigen prämotorischen Kortexareale, die bei der Ausführung der jeweiligen Tätigkeit feuern. Wurden ganze Sätze gelesen, die Handlungen beschreiben (Tettamanti 2005, ebd.), so wurden unterschiedliche Bereiche aktiv. Obwohl momentan die genaue Rolle der Spiegelneurone bei der Sprachaktivität noch nicht geklärt ist, kann schon jetzt Folgendes gesagt werden: Das prämotorische SNS ist nicht nur bei der Verarbeitung visuell präsentierter Handlungen beteiligt, sondern auch bei der akustisch wahrgenommenen Verortung visuell präsentierter handlungsbezogener Sätze.

Zusammengefasst zeigt sich, dass die Simulation spezifisch und automatisch ist und in der zeitlichen Dynamik durchaus einer solchen Funktion entspricht. Verschiedene Untersuchungen beweisen, dass Frontalhirnsyndrome, einschließlich derer im prämotorischen Bereich, Defizite in dem Verständnis von Handlungsverben herbeiführen (Bak und Hodges 2003, Bak 2006 u.a., ebd.).

3.4.3 Die verkörperte Simulation auf syntaktischem Niveau

Es besteht eine deutliche Verbindung zwischen dem Spiegelneuronensystem und zeitlich aufeinanderfolgenden Handlungen. Hier kommt das Zusammenspiel von kanonischen Neuronen und Spiegelneuronen, wie in Kapitel 3.2 beschrieben, zum Tragen. Diese Verbindung ermöglicht als sekundäres psychisches System den Gebrauch der Phasen-Struktur-Grammatik, die Verarbeitung hierarchisch gegliederter Satzkomponenten in unterschiedlichen prämotorischen Gebieten konnte anhand verschiedener fMRI-Studien belegt werden (Gallese 2007b, 11).

4 Aspekte zur Sprache

4.1 Was ist Sprache?

Sprache ist ein Codesystem auf unterschiedlichen Ebenen. Nach Arbib (2005) gibt es im Gehirn nicht nur eine Grammatik für Rezeption und Produktion, sondern, wie in Abbildung 5 dargestellt, eine ‚direkte Grammatik' für die Produktion und eine ‚umgekehrte Grammatik' für die Rezeption. Jackendoff (2002, zit. nach Arbib 2005, 108) bietet eine ‚Kompetenztheorie' an und schlägt Strategien für einen *'two-way-dialogue'* zwischen Kompetenz und Performanz vor. Dieser Vorschlag zeichnet sich durch das Zusammenspiel phonologischer, syntaktischer und semantischer Repräsentationen aus:

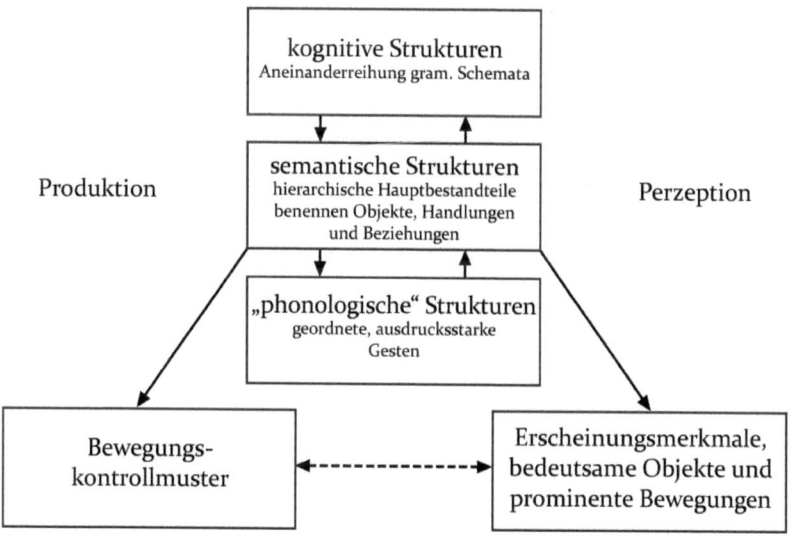

Abbildung 11: Perzeption und Produktion von Sprache (aus: Arbib 2005, 107)

Als Grundlage für die Sprachproduktion dienen die kognitiven Strukturen, von denen einige Aspekte für den möglichen Ausdruck gewählt werden. Weitere Auswahl und Transformation gliedern die semantischen

Strukturen (als hierarchisch organisierte Konstituenten), die Objekte, Handlungen und Beziehungen ausdrücken. Sie konstituieren eine semantische Form, die durch die Verbindung zu den Schemata zur Wahrnehmung und Handlung bereichert wird. Die semantischen Formen werden durch Wörter, die wiederum aus einer phonologischen Form bestehen, ausgedrückt.

Bei der Wahrnehmung wird der Satz semantisch interpretiert, das Ergebnis reskribiert die kognitiven Strukturen des Empfängers. So zeigt eine visuelle Handlung einen bestimmten, nicht linguistischen Handlungsobjektrahmen in kognitiver Form an. Im Gegensatz dazu ist eine Prädikat-Subjekt-Struktur eine offensichtlich linguistische Repräsentation in semantischer Form. Die Produktionsgrammatik für Sprache ist folglich ein spezifischer Mechanismus, der Prädikat-Subjekt-Strukturen in Reihen von Wörtern umwandelt (und hierarchische Komponenten von Prädikat-Subjekt-Strukturen zu komplexen Sätzen) und der in umgekehrter Weise im Bereich der Rezeption funktioniert.

Sprache unterscheidet sich zum einen in die syntagmatische Struktur, d.h. die Satzprogrammierung, also das System, das jemand in eine Handlungsstruktur umsetzt. Hierbei ist die Syntax als elaborierter Handlungsplan zu betrachten. Sie ist zielgerichtet, sie orientiert sich an der ständigen Bewegung und gleicht sich ihr an, wobei eine jeweilige Intention das Ziel vorweg nimmt. Zum anderen gibt es die paradigmatische Struktur: Sie ist die Organisation des inneren Raumes in Form des Begriffsfeldes. Sprache stellt das Verhältnis von Bewegung und dem Raum, in welchem sie stattfindet, dar.

4.2 Denken und Sprechen

Laut Vygotskij kommt der Sprache die Funktion eines Werkzeugs für die geistigen Prozesse des Menschen zu, sie dient nicht lediglich der Kommunikation, sondern der Selbststeuerung und ermöglicht somit dem Menschen, auf andere wie auch auf sich selbst verändernd einzuwirken (Vygotskij, 2002). Sie stellt den wichtigsten Vermittlungsfaktor dar, alle psychischen Tätigkeiten werden mittels direkter oder indirekter Beteiligung der Sprache formiert und realisiert.

„Indem sie zur Umgestaltung aller Besonderheiten des Denkens, des Gedächtnisses und der anderen psychischen Funktionen führt, wird die Sprache zum universellen Mittel der Einwirkung auf die Welt, […] zusammen mit dem Wort verfügt das menschliche Bewußtsein über einen neuen Modus operandi, über eine neue Handlungsmöglichkeit" (Vygotskij 1960, 371).

Sprache erfasst wesentliche Merkmale einer Erscheinung oder einer Situation, sie ist somit am praktischen, anschaulichen und abstrakten Denken beteiligt. Das Wort verallgemeinert wesentliche Merkmale und kategorisiert sie, wird selbst zur Bezeichnung mit kennzeichnendem Charakter. Der Gedanke wird im Wort nicht nur ausgedrückt, sondern auch vollzogen, was die Sprache zum Mittel der Formierung und Realisierung des Denkens, der Erkenntnis, wie auch zum Mittel zur Erhaltung der sozialen Erfahrung der Menschheit macht. Die Verallgemeinerung kommt zustande durch die Abstraktion unwesentlicher Merkmale und ermöglicht den symbolischen Gebrauch des Wortes. Das Wort fungiert als „Existenzform des Begriffs […], eine Existenzform des Gedankens und ein Mittel seiner Formierung und seines Ausdrucks" (ebd., 20). Zu Beginn des Spracherwerbs sind Wörter und Bildvorstellungen eng miteinander verbunden, dabei kommt den Bildvorstellungen eine wichtige Rolle zu.

4.2.1 Urspung und Erwerb

Nach Vygotskij haben Denken und Sprechen einen unterschiedlichen Ursprung auf voneinander unabhängigen Linien. Dem Denken geht ein vorintellektuelles Stadium voraus, dem Sprechen ein vorsprachliches Stadium (Vygotskij, 2002). Seiner Theorie gemäß ist die primäre Form des Denkens aktiv, praktisch und auf die Wirklichkeit gerichtet als Anpassungsverhalten an eine sich verändernde Umwelt. Die primäre Sprache ist rein sozial, übt die Funktion der Mitteilung, d.h. Einwirkung auf den Menschen aus. Später differenziert sie sich in verschiedene Funktionen. Erst im zweiten Lebensjahr laufen „die Entwicklungslinien des Denkens und des Sprechens zusammen" und bilden den Anfang für „eine neue, für den Menschen charakteristische Verhaltensform" (ebd., 88). Dieser Zeitpunkt zeigt sich durch unablässige Fragen nach der Bezeichnung von Dingen und in Folge dessen in einer rapiden Erweiterung des Wortschatzes.

Vygotskij sieht Entwicklung als einen dialektischen Prozess, denn durch eine differenzierter werdende Begriffsbildung und logisches Denken erhöht sich die Anpassung an die Wirklichkeit. Gleichzeitig wird der Einfluss der Affektivität geringer. Ganz kleine Kinder realisieren die Beziehung zu den Dingen über den Erwachsenen, mit dem sie verbunden sind. Die Kommunikation bestimmt die Entwicklung der gegenständlichen Tätigkeit des Kindes.

Das Wort entsteht durch Aneignung der Sprachlaute des Erwachsenen. Das Kind gliedert manche verbalen Signale (der Phonologie, Semantik, Morphologie und der Syntax) gegenüber anderen aus. Die Sprache hat zunächst sympraktischen Charakter, d.h. sie ist nur in einer bestimmten Situation in Verbindung mit Prosodie und Gestik für das Kind verständlich, sie hat jedoch noch keine stabile Gegenstandsbezeichnung. Mit der fortschreitenden Entwicklung der so genannten inneren Sprache (siehe Kap. 4.2.3) werden differenzierte Äußerungen möglich und der sympraktische Charakter wird abgebaut. Die allmähliche Abkopplung von der Handlung geht einher mit einem starken Anstieg des Wortbestandes und gleichzeitiger Eingrenzung der Wortbedeutung. Neben der Benennung von Gegenständen werden jetzt auch deren Eigenschaften, etwaige Handlungen und Beziehungen benannt. Bei kleinen Kindern ist die Intention des Satzes sinnvermittelnd, es benutzt Einwortsätze, dabei kann ein Wort unterschiedliche Sachverhalte ausdrücken. Tätigkeit und Spracherwerb gehen einher.

4.2.2 Sinn und Bedeutung

Das Kind braucht Wörter, um Gegenstände zu benennen und um sich zu verständigen, daher strebt es danach, sich Zeichen und Bedeutung der betreffenden Dinge anzueignen. In der Phase der Wortschatzerweiterung finden Denken und Sprechen in Form der Wortbedeutung als Einheit zusammen.

„Die Wortbedeutung stellt [...] die nicht weiter zerlegbare Einheit beider Prozesse dar, von der man nicht mehr sagen kann, ob sie ein Phänomen des Sprechens oder ein Phänomen des Denkens ist. Ein Wort, dem jede Bedeutung fehlt, [...] ist ein leerer Laut. Folglich ist die Bedeutung ein notwendiges, konstituierendes Merkmal des Wortes selbst. Sie ist das Wort von seiner inneren Seite betrachtet. [... . Wir] dürfen [...] sie daher als Phänomen des Sprechens begreifen, aber psychologisch betrachtet ist die Wortbedeutung [...] nichts anderes als Verallgemeinerung oder Begriff. Verallgemeinerung und Wortbedeutung sind Synonyme. Jede Verallgemeinerung, jede Begriffsbildung ist ein spezifischer, echter und unbestreitbarer Denkakt. Wir dürfen die Wortbedeutung folglich ebenso berechtigt als Phänomen des Denkens betrachten" (Vygotskij 2002, 389).

Laut Vygotskij läuft der sprachliche Denkprozess auf zwei Ebenen, nämlich der inneren semantischen Sinnseite und der äußeren lautlichen Seite. Sie folgen in ihrer Entwicklung gegenläufigen Richtungen: Die sinnhafte Seite des Sprechens entwickelt sich die vom Ganzen zu den Teilen, vom Einwortsatz zu verschiedenen Wörtern, die äußere Seite des Sprechens hingegen vom Teil zum Ganzen, von Wörtern zum Satz. Im Laufe der Entwicklung verteilt sich dann die Bedeutung eines Wortes auf mehrere, „der Gedanke, [der] zunächst als ein vages und ungegliedertes Ganzes geboren [wird, ...] muss [...] beim Sprechen seinen Ausdruck in einem einzelnen Wort finden" (ebd. 401). In der lautlichen Struktur dagegen findet eine Entwicklung vom Gebrauch nur eines Wortes zum Gebrauch mehrerer verbundener Wörter statt. Vygotskij unterscheidet folgendermaßen zwischen Sinn und Bedeutung: Die Bedeutung ist die feststehende lexikalische Information, sie ist denotativ und kontextinvariant. Der Sinn hingegen ist kontextsensitiv, hat konnotativen Charakter und zeichnet sich nach Kölbl (2006, 61) durch „radikale Polyvalenz" aus. Er „stellt [...] die Gesamtheit aller psychischen Fakten dar, die in unserem Bewusstsein durch ein Wort entstehen" (ebd.). Abschließend bemerkt er, dass jede sprachliche Äußerung der inneren Ebene des verbalen Gedankens entstammt – der Gedanke ist noch nicht die letzte Instanz in diesem ganzen Prozess:

> „[Er] selbst wird nicht aus einem anderen Gedanken geboren, sondern aus der Motivationssphäre unseres Bewusstseins, die unsere Triebe und Bedürfnisse, unsere Interessen und Strebungen, unsere Affekte und Emotionen umfasst. Hinter dem Gedanken stehen affektive und volitive Tendenzen. Nur sie können Antworten auf das letzte Warum in der Analyse des Denkens geben" (Vygotskij, 2002, 461).

4.2.3 Entwicklung von der äußeren zur inneren Sprache

Vygotskij geht davon aus, dass ein Kind zuerst eine äußere (laute) Sprache entwickelt, die sich in die innere (lautlose oder versteckte) Sprache verwandelt. Bindeglied ist hier die egozentrische Sprache. Sie stellt ein Übergangsphänomen dar, da sie ihrer „psychischen Funktion nach ein inneres und [ihrer] Struktur nach ein äußeres Sprechen" (Vygotskij 2002, 418) ist. Als Merkmal der inneren Sprache fällt ihre Verkürztheit, ihr stenographischer Charakter auf, da sie an den Sprecher selbst gerichtet ist. Sie funktioniert maximal verdichtet als prädikative Sprache. Dem Sprecher ist das Thema, das hier zum Dialog wird, bekannt, er erlaubt sich die Auslassung bspw. des Subjekts. Die innere Sprache ist Denken mit reinen Bedeutungen, sie zeichnet sich durch Dynamik, Inkonstanz und Fluktuation aus. Die Verkürzungen betreffen drei Bereiche, nämlich die Phonetik, die Syntax und die Semantik.

> „Die egozentrische Sprache wird augenscheinlich neben ihrer expressiven Funktion, der Funktion der Entladung und dem Umstand, daß sie einfach die kindliche Tätigkeit begleitet, sehr leicht zum Denken im eigentlichen Sinne des Wortes, d.h. sie übernimmt die Funktion einer planenden Operation, der Lösung einer neuen, im Verhalten entstehenden Aufgabe" (ebd., 93).

Die egozentrische Sprache stellt eine Übergangserscheinung von interpsychischen zu intrapsychischen Prozessen dar. Die zentrale Einheit der Sprache, des Bewusstseins und des Denkens ist die innere Rede, sie ermöglicht die bewusste Widerspiegelung. Inneres Sprechen sei „seiner psychologischen Natur nach ein besonderes Gebilde [...], [das] in einer komplizierten Beziehung zu anderen Arten der Sprechtätigkeit steht" (412). Es habe eine eigene Struktur, und zwar findet hier ein „Prozess der Verdampfung des Redens im Gedanken statt" (413), der von außen nach innen fortschreitet. Beim äußeren Sprechen findet eine Umwandlung des Gedankens in Wörter statt, also seine Materialisierung und Objektivierung. Die laute Sprache fragmentiert, wird zur Flüstersprache, dann zur inneren Sprache. Die äußere Sprache wird jetzt nur noch als Kommunikationsmittel benutzt.

4.3 Die ontogenetische Entwicklung der Operationskompetenzen

Der Spracherwerb (SE) wird unterteilt in die rezeptive Entwicklung des Sprachverstehens und der -verarbeitung und die produktive Fähigkeit des eigenen Ausdrucks (einschließlich der korrekten Artikulation). Die rezeptive Entwicklung beginnt mit der Ausbildung des Hörvermögens in utero, die produktive beginnt mit dem ersten Schrei. Der Spracherwerb geht in dynamischen, in Stufen gegliederten Interdependenzen vonstatten. Er ist kein Vorgang der rein quantitativen Wissensaneignung, sondern ein unbewusster Prozess, dessen Reflexion erst gegen Abschluss seiner Aneignung geschieht. Das Kind leitet selbst aus dem Sprachangebot die Regeln her, die der Sprache zugrunde liegen. Während der Sprachaneignung findet eine ständige Neu- und Umorganisation des bereits vorhandenen Wissens statt, um die nächste Entwicklungsstufe zu erreichen. Er passiert ohne Anleitung und scheinbar ohne Anstrengungen von Seiten des Kindes, welches die Sprache als absichts- und bedeutungsvoll erkennt. Mit Beginn seines Lebens kann ein Kind sprachliche Laute von anderen unterscheiden, dabei bevorzugt es immer die menschliche Stimme. Es kann festgehalten werden, dass es sich zwar um einen generellen, überindividuellen Erwerbsverlauf handelt, der jedoch bei jedem Menschen variiert. Ohne die Kenntnis der einzelnen regelhaften Schritte wäre eine abweichende Entwicklung schlecht oder gar nicht zu identifizieren.

„[E]rst, wenn das Kind die morphologischen, lexikalischen und syntaktischen Formen, also die Operationskomponenten der entwickelten Sprache beherrscht, kann es zur echten sprachlichen Tätigkeit übergehen" (Lurija, 1982).

4.3.1 Die prosodische Kompetenz

Die Prosodie ist die Lehre von der metrisch-rhythmischen Behandlung der Sprache. Sie ist das älteste Element von Sprache, wird als früheste Kompetenz rezeptiv erworben und stellt einen Marker emotionaler Anerkennung auf Bindungsebene dar. Der Fötus ist schon in utero mit den prosodischen Merkmalen seiner Muttersprache bekannt, die er postnatal gegenüber anderen Sprachen bevorzugt. Dazu gehören die Intonation einer Satzmelodie, die rhythmische Gliederung, die typischen Betonungs- und Dehnungsmuster in einer jeweiligen Sprache, sowie die Höhenlage, in der gesprochen wird. Babies mögen eine prägnante Prosodie und nutzen sie, um für sie wichtige Informationen aus einem Redefluss herauszufiltern. Die Bezugsperson gleicht sich dem Kind durch Verwendung der so genannten Ammensprache – *baby talk* – an. Kinderreime und -lieder ähneln sich in unterschiedlichen Sprachen und Kulturen in Bezug auf Takt, Rhythmus, Melodie und Reimgebrauch(-muster), so dass von einem angeborenen universellen Grundmuster – *foundation* – der Gehirnaktivität bezüglich des Timings und der Prosodie von Musik und Dichtung ausgegangen wird.

4.3.2 Die linguistische Kompetenz

Die linguistische Kompetenz setzt sich aus dem phonologischen, dem lexikalisch-semantischen, dem morphologischen und dem syntaktischen Bereich zusammen. Sie ist mit dem Erwerb grammatischer Strukturen als formaler Spracherwerb ca. um das 6. Lebensjahr abgeschlossen, de facto jedoch besteht lebenslang die Möglichkeit zur Erweiterung oder Verbesserung.

Die Phonologie ist die Lautstruktur in einer jeweiligen Sprache. Phoneme sind die kleinsten bedeutungsdifferenzierenden Laute. In verschiedenen Sprachen sind unterschiedliche Lautklassen bedeutungstragend. Schon in der vorsprachlichen Phase können Säuglinge Laute in phonologisch unterschiedliche Kategorien einordnen und diskriminieren in den ersten sechs Monaten die Laute aller Sprachen. Mit ca. zehn Monaten verändert sich diese Entwicklung, sie beachten jetzt nur noch Unterschiede ihrer Muttersprache. Ihr Repertoire hat sich also erfahrungsabhängig eingeengt und teilweise umstrukturiert.

Die Sprachproduktion setzt um die 6. Woche mit der unwillkürlichen Produktion von Gurrlauten ein, die sich ca. im sechsten Monat über das so genannte kanonische Lallen zum bunten Lallen ca. im 10. Monat weiter entwickelt. Das Kind ist nun in der Lage, die feinmotorischen Bewegungsabläufe des Artikulationsapparates so zu steuern, dass es verschiedene Laute an unterschiedlichen Artikulationsstellen bilden kann (Grimm & Weinert, 2002).

Die Phase der Spracheinführung und des Aufbaus des sprachlichen Systems im 1. und 2. Lebensjahr beginnt im lexikalisch-semantischen Bereich. Erste Wörter (Protowörter) meist in einer CV[20]-, CVC-, oder CVCV-Struktur werden zwischen dem 10. und 14. Monat geäußert. Sie sind mit den 'Lallwörtern' identisch, unterscheiden sich aber dadurch, dass sie nun absichtsvoll geäußert werden. Jetzt findet die Verlagerung hin zur Benutzung von Sprache als einer vereinbarten Symbolisierung in Abwesenheit von Dingen statt. Die Benennungsexplosion, in der die Kinder ungefähr neun Wörter pro Tag lernen, beginnt mit ca. 20 Monaten. Neben der quantitativen Zunahme findet auch eine qualitative Differenzierung in unter-

---

20 Konsonant-Vokal

schiedliche Wortarten statt, sowie der Aufbau syntaktischer Muster. Das Substantiv findet als Wortart mit referentiellem Bezug die früheste und häufigste Verwendung, später folgen Verben und Adjektive.

Im 2. und 3. Lebensjahr wird das Sprachsystem weiter ausgebaut durch eine qualitative Differenzierung bspw. im Bereich der Morphologie. Sie befasst sich mit den Regeln der Wortbildung, also: welche Morpheme an einem Wort zu erkennen sind (Singular/Plural, Geschlecht, Aktiv/Passiv, Kasus und Tempus). Sie beruhen auf der Deklinations-, Konjugations- und Komparationsfähigkeit unterschiedlicher Wortarten.

Die Äußerung der ersten Wörter, die grammatisch als Einwortsätze gelten, markiert den Beginn des Syntaxerwerbs. Ihre Bedeutung (referentiell, appellativ oder interrogativ) ist vorerst situationsgebunden und wird durch die Interpretation der Bezugsperson geklärt. Sie werden zu infiniten Mehrwortäußerungen mit Verbendstellung erweitert. Diesem Stadium folgt der Erwerb der Flexion, der eine Subjekt-Verb-Kongruenz ermöglicht. Um das 5. Lebensjahr erwirbt das Kind die Nebensatzkonstruktion (unter- und nebengeordnet) oder den Konjunktiv, es kann erstmals grammatische Merkmale inhaltlich deuten. Das Kind

> „nutzt das gehörte Sprechangebot für die Abstraktion formaler Verteilungsmuster und die Organisation und Reorganisation grammatischer Regularitäten; es bildet auf dem Weg zur Erwachsenenkompetenz qualitativ unterschiedliche und hoch kreative Zwischengrammatiken [..., d]iese Leistung [grenzt] ans Phantastische, wenn man daran denkt, dass das System der Sprache hoch abstrakt ist" (Grimm & Weinert 2002, 537).

4.3.3 Die pragmatische Kompetenz

Die pragmatische Kompetenz beinhaltet das Wissen, um in einem bestimmten sozialen Kontext eine angemessene sozial-interaktive Kommunikation aufzubauen. Was sage ich wem, wann, in welcher Art und Weise? Wie kommt ein bestimmter Ausdrucksmodus, z.B. bitten, erlauben, versprechen, befehlen, zustande? Simultan zur Aneignung der linguistischen Kompetenz erlernen Kinder, die pragmatische Kompetenz auszubilden, d.h. den Kontext angemessenen, handlungsorientierten Gebrauch der Sprache. Hierzu gehört auch die Flexibilität, sich unterschiedlichen Gesprächspartnern anpassen zu können.

Der Erwerbsverlauf autistischer Kinder unterliegt denselben Regeln, fällt aber dadurch auf, dass er nicht Du-zentriert ist.

4.4 Zur Sprachkompetenz von Autisten

Die Sprachkompetenz von Autisten zeichnet sich folgendermaßen aus: In der Kommunikation gibt es, wie dargelegt, Schwierigkeiten hinsichtlich der Reziprozität, sowohl in der Anpassung als auch in der Bezugnahme auf den Anderen. Autisten sind der Imitation, der Mimik und Gestik nicht fähig. Im Kleinkindstadium fällt das Fehlen imitativer Spiele und der als-ob-Spiele auf. Sie setzen Augenkontakt, Gesichtsausdruck oder Körperhaltung kaum zur Regulation der sozialen Interaktion ein. Ein Großteil der Autisten erwirbt die verbale Sprache nicht oder erst verzögert. Diejenigen, die sie erwerben, haben oft Sprachbesonderheiten, so fehlt im präverbalen Stadium oft das Plappern. Die Phonologie ist bei einer schwachen Intonation gut ausgebildet. Autisten machen oft einen wörtlichen Gebrauch von Sprache. Es kann eine Neigung zur sofortigen oder verzögerten Echolalie vorliegen. Sie sprechen meist in einzelnen Wörtern (Substantiven) oder Phrasen. Die Sprache wird im ‚Telegrammstil' benutzt. Häufig kennen sie Teile von Liedern oder Gedichten auswendig. Die Grammatik ist normal ausgebildet, wenn auch nicht elaboriert. Im Bereich der Semantik fallen idiosynkratische Äußerungen auf, deren Bedeutung nur denjenigen Personen verständlich ist, die mit dem Erfahrungsschatz des Kindes vertraut sind. Das Prädikat fehlt oft oder wird, wenn vorhanden, substantiviert eingesetzt. Es liegen Schwierigkeiten vor, abstrakte Begriffe zu verwenden, eben Symbole als kognitive Repräsentationen zu verstehen (Jantzen 1992, Williams 1990, Heubrock & Petermann, 2002).

Bei dieser Beschreibung der Sprachkompetenzen von Autisten fällt eine große Ähnlichkeit zu den Merkmalen der dynamischen Aphasie auf, wie Ljubov' S. Cvetkova (1996) sie in Anlehnung an Lurija beschreibt: Sprache als eine der kompliziertesten Formen kortikaler Funktionen wird charakterisiert durch Variabilität, Vieldeutigkeit und Verbindungen zu anderen kortikalen Verknüpfungen. Im Hinblick auf die Entstehung des Sprechakts vereinigen sich unterschiedliche Komponenten, z. B. das energetische Niveau, das die Voraussetzungen für allgemeine Aktivität, also Wachheit, Sprachintentionen und -bereitschaft schafft (siehe Kap. 1.3.2). Bei der dynamischen Aphasie fällt ein vermindertes Aktivitätsphänomen auf, welches, „nach modernen Vorstellungen aus nicht formalisierten Elementen [besteht]. Es beinhaltet Emotionen und Willen, Motive und Orientierungshandlungen, höhere soziale Erfordernisse, geistige Interessen, Gefühle, Wünsche usw." (Cvetkova 1996, 48). Einige dieser nicht formalisierten Bestandteile von Sprache sind gestört und infolge dessen ist die Sprachaktivität des Patienten inaktiv. Diese Inaktivität ist unmittelbar mit den Störungen der Prädikativität des Verbs verbunden, welche „die schwierigste und umfangreichste Kategorie ist" (ebd., 49). Sie ist „konstruierendes Satzmerkmal, das Prädikat konstituierendes Mittel" (ebd., 47) und hat laut Vygotskij für die grammatische Entfaltung des inneren Aussageprogramms eine vorrangige Bedeutung, da sie die Aussage formuliert.

„Die Verletzung des Verbs, des Hauptorganisators der Phrase, die Störung der Sprachprogrammierung auf der Ebene der inneren Sprache und Störungen der allgemeinen und Sprachaktivität bilden die Wurzeln der dynamischen Aphasie" (ebd. 49, kursive Hervorhebung durch die Autorin).

Die Formierung der sukzessiven Aussage geschieht vorwiegend auf der Ebene der inneren Sprache. Nach der Formung eines inneren Motivs werden semantische, syntaktische und grammatikalische Aussageschemata gebildet, dann dynamische Satzschemata (die Objektivierung des Motivs in Gedanken), und letztlich wird die Auswahl der erforderlichen Begriffe getroffen (Cvetkova 1996, 150). Dem folgt eine Umstrukturierung zur äußeren Rede. Dieser ganze Prozess braucht Aktivität. „[G]erade die Erstellung dynamischer Satzschemata, [der Realisierung des Gedankens auf dem Niveau der inneren Sprache, für das Semantik und Prädikativität von vorrangiger Bedeutung sind], ist bei der dynamischen Aphasie gestört" (ebd., 150). Verschiedene Mechanismen, die zu unterschiedlichen strukturellen Sprachstörungen führen, bedürfen demnach differenzierter Methoden rehabilitativen Spracherziehung.

So sind die syntagmatischen Beziehungssysteme, also die fließende Rede als sukzessive seriell organisierten Prozesse „infolge eine[r] Störung ‚des linearen Phrasierungsschemas' [...]" (Lashley 1951, zit. nach Lurija 2002, 43) beeinträchtigt. Wichtige Elemente der syntaktisch organisierten Aussage sind häufig völlig zerstört und den Patienten ist die Bildung einfachster selbständiger Aussagen nicht möglich. Dahingegen bleibt das paradigmatische Sprachsystem erhalten. Es liegt keine Störung im Sprachgedächtnis vor, das reproduktive monologische Sprechen ist möglich, außerdem das Schreiben und Lesen. Probleme tauchen bei der Verwendung von aktiver spontaner Sprache auf. Sie fehlt entweder völlig oder der Patient zeigt nur wenige Versuche zur Dialogbeteiligung. Es zeigt sich eine Verringerung in der Anzahl der Verben und eine Ortsveränderung des Verbs im Satz (Verbendstellung). Prosodie, Rhythmik, Melodik und Intonation, also Elemente, die ebenfalls zur Realisierung der Prädikativität beitragen, sind beeinträchtigt.

Hirnphysiologisch sind bei der dynamischen Aphasie die Hirnabschnitte vor dem Broca-Areal und die penfieldsche Sprachzone beeinträchtigt. Das prämotorische Sprachareal hat morpho-physiologisch eine enge Verbindung zu der Organisation motorischer Prozesse und menschlicher Tätigkeiten. Ein synchroner zeitlicher Verlauf und dessen Übereinstimmung mit den Schemata, die in Form von Plänen und Absichten in Erscheinung treten, werden hier gewährleistet. Bei einer Schädigung dieser Abschnitte kommt es somit gleichzeitig zu einer Beeinträchtigung motorischer Fertigkeiten.

Lurija unterscheidet zwei Sprachzentren, die gnostische Zone[21] im hinteren parieto-okzipitalen Abschnitt der Hirnrinde und die dynamische Zone[22] in den prämotorisch-frontalen Abschnitten. Die gnostische Zone ermöglicht die rezeptive und produktive Verarbeitung der syntagmatischen Organisation von Sprache, die dynamische Zone ermöglicht die paradigmatische Organisation. Um die Beeinträchtigung bei Autismus verstehen zu können, werden die beiden Sprachzentren des Menschen, ihre Aufgaben und Auswirkungen von Störungen nun beschrieben.

Exkurs: Aufbau der unterschiedlichen Sprachzentren

In der gnostischen Zone im parieto-okzipitalen Abschnitt der Hirnrinde sind die Nervenzellen quer gelagert. Hier werden externe Informationen aufgenommen, verarbeitet und gespeichert. In den primären Abschnitten der Rinde überwiegen Zellen der 4. Rezeptorschicht, zu der die Fasern der peripheren Analysatoren geleitet werden. In den sekundären und tertiären Abschnitten überwiegen Zellen der 2. und 3. Zellschicht mit kurzen Axonen[23], die komplizierte Analyse- und Syntheseprozesse der in der Rinde ankommenden Informationen sichern. In den tertiären Abschnitten kommt es zu einer Besonderheit: Dieses Gebiet wird als ‚die Zone der Überdeckung' der kortikalen Abschnitte der unterschiedlichen Analysatoren bezeichnet. Es ist insofern besonders, da hier die höchste Form der synthetischen Tätigkeit stattfindet: Nacheinander eingehende Informationen unterschiedlicher Modalitäten[24] werden zu simultanen Synthesen verarbeitet. Dies schafft die Grundlage für die Koordinierung der in das Gehirn eintreffenden Elemente zu komplexen Codesystemen.

21　entspricht dem Wernicke-Areal
22　entspricht dem Broca-Areal
23　die eine verbindende assoziierende Funktion haben
24　okzipitaler Abschnitt:　　zentraler Teil des Sehanalysators
　　temporaler Abschnitt:　　zentraler Teil des Höranalysators
　　postzentraler Abschnitt:　zentraler Teil des taktil-kinästhetischen Analysators

Eine Beeinträchtigung des syntagmatischen Sprachsystems zeigt sich in der propositionalen Sprache der Patienten mit folgenden Auswirkungen: Die fließende Rede bleibt relativ erhalten, auch führen weder Paraphasien noch Paragrammatismus primär zu ihrem Zerfall. Die Prozesse der gebundenen Rede nutzend, kann das syntagmatische System so die paradigmatische Störung kompensieren.

Das andere Sprachzentrum, die dynamische Zone, wird folgendermaßen charakterisiert: Morpho-physiologisch unterscheidet es sich von der gnostischen Zone durch eine vertikale Anordnung von Zellschichten, dies ist typisch für diesen Bereich der motorischen Rinde. Es hat keinen modalspezifischen Charakter. Seine Funktion ist es, durch die Bildung von Absichten, Plänen und Programmen das Verhalten zu sichern und einen ständigen Abgleich zwischen einer ursprünglichen Handlungsabsicht, der Steuerung des Tätigkeitsverlaufs und der Wirkung vorzunehmen. In der primären Zone der vorderen Rindenschicht sind Zellen der 5. Effektorschicht angesiedelt[25]. Darüber befinden sich, gleichwohl wie in der gnostischen Zone, Zellen der sekundären und tertiären Rindenschicht[26]. Sie haben einen exakten somatotopischen Aufbau[27]. Die somatotopische Zuordnung nimmt mit dem Übergang von den primären zu den sekundären Zonen ab und fehlt komplett in den präfrontalen Gebieten. In der dynamischen Zone gibt es ein Gebiet, das der ‚Zone der Überdeckung' entspricht. Es unterscheidet sich insofern, dass es keine modalspezifische Information synthetisiert, sondern für die „Absicherung der kompliziertesten dynamischen Synthesen der menschlichen Tätigkeit, d.h. bei Erstellung von Verhaltensplänen und -programmen und bei der Steuerung der kompliziertesten Erkenntnistätigkeit" (Lurija 2002, 35) sorgt.

---

25 deren Axone sich bis zu den Vorderhörnern der Spinalnerven und weiter zu den Muskeln ziehen und die Auslösung von Bewegungsimpulsen absichern
26 mit kurzen Axonen und assoziierender Funktion
27 die unteren Teilabschnitte mit Gesichts-, Lippen- und Zungenmuskulatur, die oberen mit Arm- und Beinmuskeln

5 Resümee der bisherigen Ausführungen

In diesem Kapitel werden relevante Fakten aus den Erörterungen zu Autismus, zum Spracherwerb und zum kognitiven Embodiment aufgegriffen und – im Zusammenhang mit den jeweils dominierenden hirnphysiologischen Ebenen – als Momente eines zeitlichen Prozesses dargestellt. Dem folgend wird dieser Prozess in die eingangs erläuterte systemische Ebene eingebettet.

Schon von Geburt an besteht und funktioniert das kognitive Embodiment. In der nachgeburtlichen Zeit ist die rechte Hemisphäre, die für die Verarbeitung emotionaler und motivationaler Prozesse zuständig ist, dominierend. Vom 3.-8. Monat an werden Selbst-, Fremd- und Objektbewusstsein integriert. Diese Inkorperiertheit ist mit dem Eintreten der Veränderungsangst (dem IV. sensomotorischem Stadium nach Piaget) beendet. Mit ca. neun Monaten wird die Mutter-Kind-Dyade durch den Erwerb der geteilten Aufmerksamkeit zur Person-Person-Objekt-Triade erweitert. Im Alter von ca. einem Jahr ist das kognitive System getrennt, zu diesem Zeitpunkt präsidiert der orbito-frontale Bereich. Dies ist der erste Handlungsraum des Kindes, er ist räumlich wie auch zeitlich strukturiert. Jetzt greift das Handlungssystem in das kognitive System ein. Kinder geben in Form von handelnden Spielen, den Rollenspielen, kognitiven Prozessen Ausdruck. Dabei handeln sie unwillkürlich grammatisch im wörtlichen Sinne, sie ordnen zeitliche Geschehnisse hierarchisch an. Mit dem Erwerb von Sprache löst sich die sprachliche Handlung aus dem Handlungssystem heraus, dies beinhaltet die gleichzeitige Herauslösung der Sprachgrammatik aus der Handlungsgrammatik. In diesem Stadium präsidiert die linke Hemisphäre.

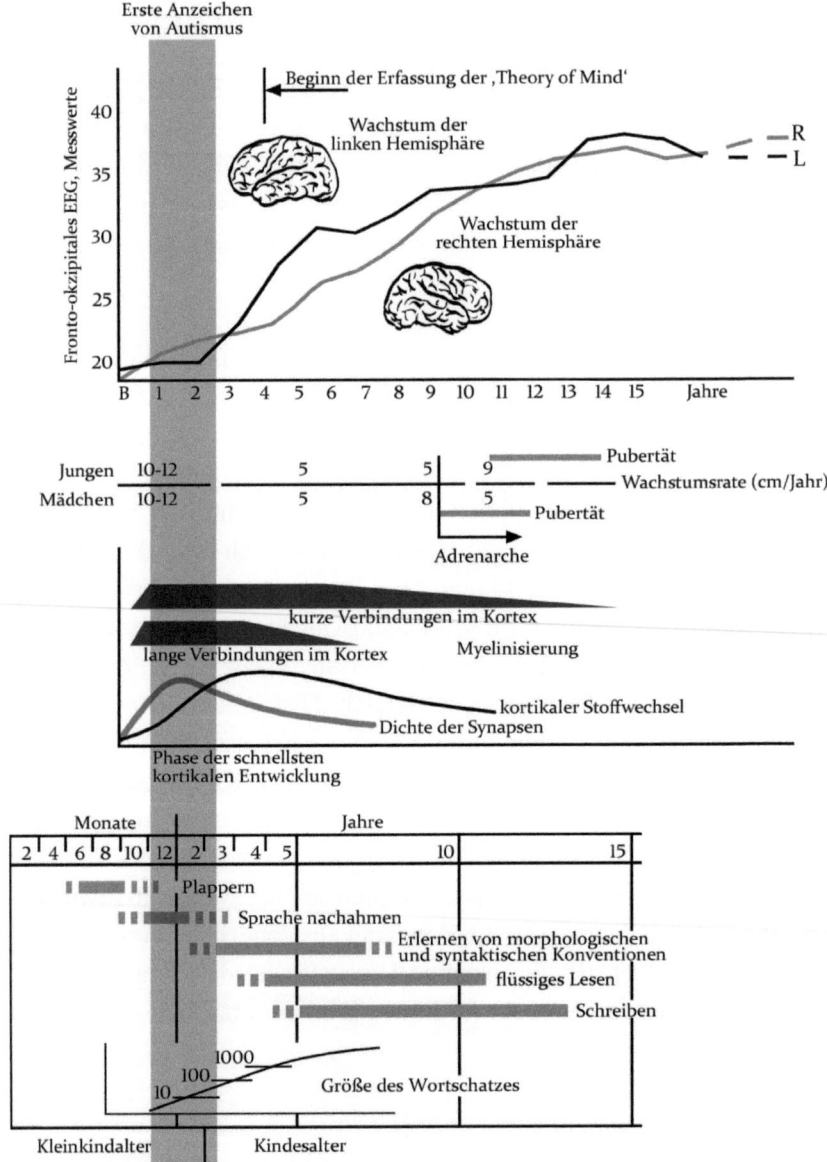

Abbildung 12: Die Beeinträchtigung verschiedener Entwicklungsverläufe (eigene Darstellung nach: Trevarthen 1998, 105 & 113)

Bei Autisten sind sowohl das Zusammenspiel von IMF und EMS als Basis der Intersubjektivität und daraus hervorgehend, das kognitive Handlungssystem gestört, welches seinen Ausdruck vorerst durch Bewegungen erfährt. Die beiden Wörter ‚Motiv' und ‚Emotion', die bei der Beschäftigung mit Autismus an vorderster Stelle stehen, haben etymologisch dieselbe Wurzel, das lateinische 'movere' – ‚bewegen'. Bewegungen sind zeitlich gebundene Prozesse, ebenso sind es Motive und Emotionen. Genau hier liegt Autismus begründet, nämlich in den Schwierigkeiten der Verarbeitung motivationaler und emotionaler Prozesse, sowohl im Selbst, wie auch in sozialen Beziehungen zum Anderen.

Seitdem sich der Mensch während der Phylogenese die Sprache angeeignet hat, ist sie als höchste Form des menschlichen Bewusstseins ein untrennbarer Bestandteil seines Selbst. Die all durchdringende Störung des Selbst bei Autisten ist somit unmittelbar mit der Kommunikationskompetenz verwoben. Dies zeigt sich darin, dass der Fluss, sozusagen die „grüne Welle" der Sprache, wiedergegeben durch Verben bzw. das Prädikat, in der beschriebenen Weise beeinträchtigt ist. Dies wiederum hat eine andere Strukturierung des semantischen Feldes, des Bedeutungsraums von Autisten, zu Folge.

Unter Wiederaufnahme von 3) des Unterkapitels 1.1 wird wiederholt, dass der intermediäre Raum die Schnittfläche zwischen Subjekt und intersubjektivem Raum eines Individuums darstellt. Durch den Austausch mit einem anderen Subjekt erschafft es neue Bedeutungen in seinem semantischen Feld, die mittels Emotionen nach innen transportiert werden. Das semantische Feld kann sich somit ständig in Abhängigkeit zu neuen Emotionen (die ja unabhängig vom Spiegelsystem existieren) verändern, dies geht einher mit der Redeskription des Niveaus der Verallgemeinerung im Sinne von Piagets Epigenese kognitiver Strukturen.

E: empirische Abstraktionen
A: reflexive Abstraktionen

Vektor *a*: aufsteigende Richtung der synthetischen Vorgänge
Vektor *b*: Ungleichgewichtszustände aufgrund der Einwirkungen der Umwelt
Vektor *c*: Antworten des Organismus, die zur Reorganisation entweder durch Veränderung der empirischen Abstraktion (Assimilation) führen oder zur endogenen Rekonstruktion

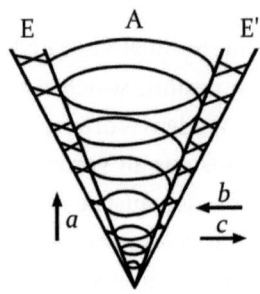

Abbildung 13: Piagets Epigenese kognitiver Strukturen (aus: Jantzen 1992, 194)

Somit kann über emotionale Anerkennung und Absicherung, über die Schaffung eines Dialogs und über Unterstützung beim Ordnen einer Welt, die ständig zerbricht, eine Verbesserung von einem funktionalen zu einem optimalen Niveau im Sinne Fischers (2002) erreicht werden.

6 Möglichkeiten zur Stärkung der Kommunikation

Bevor ich in diesem abschließenden Kapitel mögliche Lösungsansätze darstelle, möchte ich einige Gedanken äußern, die sich mir bei der Erarbeitung dieses Themas gebildet haben:

Bettet man die erläuterten Fakten in das eingangs vorgestellte Konzept von Defekt und Kompensation ein, so ergibt sich ein neuer Blick auf Autismus:

- Den *primären Defekt* stellt die pränatale Entwicklungsstörung sowohl des Systems der Selbstorganisationsprozesse als auch des daraus hervorgehendem System von Selbst und Anderem, das sich körperlich als IMF und EMS manifestiert.
- Der *sekundäre Defekt* zeigt sich als verschiedene Störungen in der Genese sich nachfolgend ausbildender Strukturen und Funktionen. Dabei stellt die Beeinträchtigung des Spiegelneuronensystems und somit der Sprache einen Teilbereich dessen dar, ein anderer sind bspw. die motorischen Schwierigkeiten.
- Als *tertiärer Defekt* im Sinne einer positiven Regulierung kann z.B. die Konzentration auf bestimmte eingeschränkte Bereiche genannt werden, durch die eine ökonomische Nutzung des Gehirns gewährleistet wird. Dissoziationsmechanismen, wie von Williams (2005) beschrieben, gelten als Beispiel für einen pathogenen Kompensationsverlauf. Hierzu zählt außerdem das Diagnosekriterium ‚autodestruktive Aggression': Betroffene bewahren ihr Selbst durch sehr starke taktile Einwirkung auf den eigenen Körper. In dieser Weise stellen sie in Situationen, in denen unterschiedliche sensorische oder psychische Systeme nicht zuverlässig verfügbar sind, verlässliche Reize her (gleichzeitige Wahrnehmung von Motorik und Schmerz); sie vollziehen somit eine basale Art von Realitätskonstruktion.

Die Erklärung von Autismus durch Trevarthen und Mitarbeiter als einem hirnphysiologischen Defekt ist nunmehr schon 16 Jahre alt. Seit der Veröffentlichung ihrer Forschungsergebnisse wurde das ICD-10 drei Mal neu aufgelegt, zumindest einmal als ‚vollständig überarbeitete Neuauflage'. Hierbei wurden bislang die Befunde von Trevarthen und Mitarbeitern nicht berücksichtigt. Hoffentlich gelingt es durch vorliegende Darstellung, dass einige der Klassifikationsmerkmale in neuer Weise gewichtet und gewürdigt werden.

Es wurde deutlich, dass der Begriff ‚Autismus' zwar in Retrospektive verständlich, in Anbetracht neuerer Forschungsergebnisse jedoch als irreführend zu betrachten ist, da seitens Betroffener keinerlei aktives Bestreben vorliegt, ‚für sich zu sein'. Vielmehr ist ironischerweise genau das Gegenteil der Fall. Folglich wäre eine verifizierende Begriffsveränderung, wie sie sich im Fall von ‚Trisomie 21', dem ehemaligen Mongoloismus, durchgesetzt hat, anzuregen. So böten sich meines Erachtens nach folgende Möglichkeiten zur Umbennung an:

In Anerkennung desjenigen, der erstmalig um die Verbindung einer schweren Wahrnehmungsstörung, gepaart mit Angst und Isolation wusste, der die wissenschaftliche Erforschung vorantrieb und die schulische Integration schon früh postulierte, könnte eine Neubenennung zu ‚Feuser-Syndrom' stattfinden. – In Anerkennung desjenigen, der die physische Ursache fand und, darauf basierend, einen neurophysiologischen Ansatz entwickelte, könnte eine Neubenennung zu ‚Trevarthen-Syndrom' angeregt werden; oder aber, um beiden gerecht zu werden, zu ‚Feuser-Trevarthen-Syndrom'.

Die Förderung der Kommunikation von Autisten kann auf unterschiedlichen Wegen erreicht werden. Da die Sprachkompetenzen denen von Patienten mit dynamischer Aphasie entspricht, wird hier der betreffende Therapieansatz nach Cvetkova (1996) vorgestellt. Sie propagiert die Funktionstherapie durch grundlegende Reorganisation funktioneller Systeme. Die Hauptaufgabe dabei ist „die Wiederherstellung der aktiven mündlichen, zusammenhängenden Sprache durch Restitution der prädikativen

Sprachverbindungen und des syntaktischen Aussageschemas [...]" (ebd., 160) auf Grundlage intakter Analysatoren. Diese Therapie basiert auf der „unbedingten Notwendigkeit der Materialisierung der Operationen mit nachfolgender Interiorisierung der restituierenden Tätigkeiten. Letzteres beruht auf der allmählichen Reduzierung der erforderlichen Operationen durch ihre Übertragung auf ein anderes Ausführungsniveau und die Automatisierung der Sprechhandlung" (ebd., 161). Da die Planung und Programmierung der äußeren Sprache als eine Funktion der inneren Sprache besteht, kann sich der Therapeut sowohl an der äußeren Aussageprogrammierung als auch am Umgang mit Wortbildern orientieren. Dieses Trainingsprogramm beginnt mit einem räumlich strukturierten Handlungsprogramm und geht zu einem zeitlich strukturierten Handlungsprogramm über. Hierbei zielt es auf die „sukzessive[...] Übertragung ihrer einzelnen Punkte auf die Ebene des lauten Sprechens" (ebd., 160). Anfangs werden viele äußere Hilfsmittel benutzt und der Therapeut bzw. Pädagoge spielt eine tragende Rolle, im Laufe des Prozesses wird die Anzahl der Hilfsmittel vermindert und der Schüler führt immer mehr Teile der Operation, bis hin zur gesamten Operation (einschließlich der Planungsstruktur), selbständig aus. Die Therapieziele und die dabei verwendeten Methoden werden kurz skizziert:

1. *Enthemmung der Sprache*: Anfangs soll die Enthemmung der Sprache gefördert werden (z.B. durch Ergänzung fehlender Wörter in vorgegebenen Sätzen) und eine vielfältige Beschäftigung mit dem Prädikat. Dem folgen Übungen zur verbalen Assoziation und zur „Reproduktion der rhythmischen Phrasenstruktur" (ebd., 152). Als Voraussetzung für diese Übungen können Spiele dienen, deren Spielverlauf Möglichkeiten zum Dialog bietet. Alle Übungen können durch die Ausführung verschiedener Bewegungsformen unterstützt werden (ebd. 153).

2. *Wiederherstellung der Sprachprädikativität:* Erhaltene Prädikatsformen, die bspw. als motorischen Handlungen ‚geäußert' werden, legen das Fundament für diese Phase, sie können in die Therapie mit einbezogen werden. Die Wortpolysemantik bietet sich zu Übungen

mit Verben an, da sie deren vielfältige Verwendung z. B. im Aufbau und der Erweiterung von Begriffsnetzen fordert und fördert und schließlich zur Bildung ganzer Aussagen nutzt. Somit wird die ständige Aktualisierung wichtiger Wortverbindungen in der Aussage wie auch die Wiederherstellung grundlegender Satzstrukturen unterstützt.

3. *Wiederherstellung des selbständigen Sprechens*: Das Ziel in diesem Therapiestadium ist die „Wiederherstellung der aktiven mündlichen Äußerung [...] zu einem vorgegebenen Thema [...] oder nach eigenen Vorstellungen" (ebd. 159). Dabei ist es notwendig, die Intention zu realisieren. Nun findet der Übergang von der passiv-aktiven Phrase zur aktiven Phrase statt. Dies bedeutet die Restitution der Fähigkeit zur Programmierung und Strukturierung der Aussage und der nachfolgenden Übertragung nach außen unter Einbezug äußerer Entsprechungen der Phrasenstruktur. In dieser Phase ist über einen längeren Zeitraum zu verweilen, damit der Schüler sie verinnerlichen und zu seinem Werkzeug der Aussage werden lassen kann. Im Anschluss an die Restitution einzelner Phrasen wird sie auf ganze Aussagen erweitert.

Neben diesem therapeutischen Herangehen gebe ich in Bezug auf pädagogische Prozesse im Schulalltag dem ‚Mozart der Psychologie' (Toulmin 1978, zit. nach Kölbl 2006, 31) das Schlusswort:

„Kinder mit dem gleichen Entwicklungsniveau widersprechen dem Grundgedanken der Entwicklung eines höheren psychischen Niveaus und der Vorstellung über die Vielfalt und Dynamik psychischer Funktionen beim Kinde überhaupt und beim geistig behinderten insbesondere" (Vygotskij 1983, 121, zit. nach Jantzen 2001).

Die besten Möglichkeiten zur Wiederherstellung von Sprache hingegen liegen im gesellschaftlichen Einbezug, denn

„Quelle und Nährboden der Entwicklung höherer psychischer Funktionen bildet das intellektuell heterogen zusammengesetzte Kollektiv der Kinder" (ebd.).

> So eine Arbeit wird eigentlich nie fertig,
> man muß sie für fertig erklären,
> wenn man nach Zeit und Umständen
> das möglichste getan hat.
>
> Johann Wolfgang Goethe
> *Italienische Reise, 16.3.1787*

7 Ausblick

Während des Schreibens, nach Beendigung dieser Arbeit, wie auch in Gesprächen mit anderen bildeten sich verschiedene Überlegungen heraus, die Anlass zu weiterführenden Forschungsprojekten geben können oder zumindest einer Erwähnung wert sind:

- So stellt sich unmittelbar die Frage, ob die Störung der Formatio reticularis tatsächlich die *Ursache* von Autismus darstellt, oder ob diese Beeinträchtigung nicht vielleicht als *Konsequenz* einer wiederum weiter vorangehenden Störung zu betrachten ist?
- Die Einbettung in Vygotskijs Differenzierung von primärer Schädigung und sekundären wie tertiären (kompensatorischen) Folgen wirft am Beispiel von Autismus einen veränderten Blick auf so genannte pathogene Prozesse; Jantzens Arbeit zum Down's Syndrom (vgl. Jantzen 1997) folgt einer ähnlichen Argumentation. Können neben Behinderungen auch psychische Krankheiten in dieses Theoriekonstrukt aufgenommen werden? Gilt selbiges für die Krankheit Sucht?
- Welchen Einfluss kann eine erhöhte und ständig kontrollierte Dosierung von Nährstoffen, Spurenelementen oder Vitaminen, insbesondere aus dem Vitamin-B-Komplex, auf das neuronale System von Menschen haben, die als autistisch diagnostiziert wurden?

- Hat die zur Zeit gehäuft wahrnehmbare Praxis mancher Mütter, Gesprächen am Mobiltelefon den Vorrang zu geben gegenüber dem Blickkontakt und dem Dialog mit ihrem jungen Kind Auswirkungen auf die Ausformung des Gehirns, wie beschrieben in Unterkapitel 2.4, sowie bei Schore 1994?
- In wie vielen Schichten haben sich weitere psychische oder auch andere Systeme exaptiert?
- Laut Trevarthen (1998, 115) resultiert die kulturelle Intelligenz aus den wechselseitig agierenden Motivsphären, nämlich derjenigen der individuellen Kognition, also dem rationalen Bewusstsein gegenüber Objekten und derjenigen der mitfühlenden Verbundenheit mit den Motiven anderer Menschen (vgl. auch Kap. 1.1, Unterpunkt 3). Inwieweit besteht die Möglichkeit, dass, der Entstehung auf individueller Ebene durch (Nahrungs-)deprivation, entsprechend (vgl. Jantzen im Vorwort), Autismus auf ‚kollektiver Ebene' aus Mangel dieser beschriebenen, originär treibenden Kräfte entsteht? Findet auch bei dialogischen ‚Ersatzhandlungen' ohne subjektiven Anderen eine Bedeutungserweiterung des semantischen Feldes statt, oder haben diese eine Konstanz bzw. Stagnation, oder gar eine Einengung dessen zur Folge?

Literaturverzeichnis

Arbib, Michael (2005): From monkey-like action recognition to human language: An evolutionary framework for neurolinguistics, Behavioral and Brain Sciences, 28, 105-167

Bauer, Joachim (2006): Warum ich fühle, was du fühlst, 5. Auflage, Wilhelm Heyne, München

Bettelheim, Bruno (1992) Die Geburt des Selbst: Erfolgreiche Therapie autistischer Kinder, Fischer-Taschenbuch, Frankfurt am Main

Böke, Henning (2008): Asperger: Die Geburt eines Syndroms – Prolegomenon zur Enthinderung autistischer Intelligenz, in: BEHINDERTENPÄDAGOGIK, 47. Jg., 260-282

Bråten, Stein (1999): Intersubjective Communication and Emotion in Early Ontogeny, Cambridge University Press

Bußmann, Hadumod (Hrsg.) (2002): Lexikon der Sprachwissenschaft, 3. aktualisierte und erweiterte Auflage, Alfred Kröner, Stuttgart

Cvetkova, Ljubov' S. (1996): Neuropsychologie und Rehabilitation von Sprache und intellektueller Tätigkeit, LIT Verlag, Münster

Dern, Sebastian (2008) Autistic Intelligence, autistic perception and autistic patterns of thought that we all share in different degrees – an update

Dilling, H. & Freyberger, H. J. (2008): Taschenführer zur ICD-10-Klassifikation psychischer Störungen, 4. überarbeitete Auflage, Hans Huber, Bern

Dornes, Martin (2004): Der kompetente Säugling, 11. Auflage, Fischer Taschenbuch, Frankfurt/Main

Feuser, Georg (2004): Autismus, Eine menschenmögliche und menschliche Lebensform, Schriftliche Ausarbeitung eines Vortrags anlässlich einer Aktionswoche der österreichischen Autistenhilfe am 3.11.2004 im Palais Harrach, Wien

Feuser, Georg (1979): Grundlagen zur Pädagogik autistischer Kinder, zum gesellschaftlich-erziehungswissenschaftlichen Verständnis des „frühkindlichen Autismus", Beltz, Weinheim, Basel

Fischer, Kurt, Zheng Yan (2002): The development of Dynamic Skill Theory, in: Conceptions of development, edited by Lewkowicz, David J. & Lickliter, Robert, Psychology Press, New York

Fischer, Kurt W. (et al.) (1997): Psychopathology as adaptive development along distinctive pathways, in: Development and Psychopathology, 9, 747-779

Frith, Uta (1990): Autism, Basil Blackwell; Oxford

Gallese, Vittorio (2007a): Before and below 'theory of mind': embodied simulation and the neural correlates of social cognition, in: Philosophical Transactions of the Royal Society, Vol. 362, 659-669

Gallese, Vittorio (2007b): Mirror neurons and the social nature of language: The neural exploitatation hypothesis, Social Neurosciences, Band 3, Heft 3 & 4, September 2007, 317-333

Gallese, Vittorio (2006): Intentional attunement: A neurophysiological perspective on social cognition and its disruption in autism, Brain Research XX, Elsevier, 1-7

Gallese, Vittorio (2001): The 'Shared Manifold' Hypothesis, Journal of Consciousness Studies, Nr. 5-7, 33-50

Goldin-Meadow, Susan (2008): The natural order of events: How speakers of different languages represent events nonverbally, PNAS, Vol. 105, No. 27, 9163-9168

Grimm, Hannelore & Weinert, Sabine (2002): Kapitel 15: Sprachentwicklung, in: Oerters, Rolf & Montada, Leo: Entwicklungspsychologie, 5., vollständig überarbeitete Auflage, Beltz, Weinheim, Basel

Heubrock, Dieter & Petermann, Franz (2000): Lehrbuch der Klinischen Kinderneuropsychologie, Hogrefe, Göttingen

Jantzen, Wolfgang & Meyer, Dagmar (in Vorbereitung): Isolation und Entwicklungspsychopathologie. in: Feuser; Georg & Herz, Birgit (Hrsg.): Emotionen und Persönlichkeit, Band 10 des Enzyklopädischen Handbuchs der Behindertenpädagogik „Behinderung, Bildung und Partizipation" (Hrsg. Jantzen, W., Beck, I., Feuser, G., Wachtel, P.), Kohlhammer, Stuttgart

Jantzen, Wolfgang (2007): Biologismus in neuem Gewand – eine neuropsychologische Kritik der Rede von „Verhaltensphänotypen", Vortrag auf dem Sonderpädagogischen Kongress „Erziehung und Unterricht – Visionen und Wirklichkeiten" im Rahmen des Forums zur Verhaltensgenetik am 22.3.2007 in Frankfurt/Main

Jantzen, Wolfgang (2004): Sprache, Bewusstsein und Tätigkeit – methodologische Bemerkungen, Vortrag auf dem Symposium zur Verabschiedung von G. Homburg am 14.7.2004

Jantzen, Wolfgang & Siebert, Birger (2003): Ein Diamant schleift den anderen, Lehmanns Media, Berlin

Jantzen, Wolfgang (2002): Identitätsentwicklung und pädagogische Situation behinderter Kinder und Jugendlicher, in: Sachverständigenkommision 11. Kinder- und Jugendbericht (Hrsg.): Gesundheit und Behinderung im Leben von Kindern und Jugendlichen. Materialien zum Jugendbericht, Band 4, DJI, München

Jantzen, Wolfgang (1992): Allgemeine Behindertenpädagogik, Band 1, 2. Auflage, Beltz, Weinheim und Basel

Jantzsch, Erich (1979): Die Selbstorganisation des Universums, Hanser, München

Kanner, Leo (1943): Autistic Disturbances of Affective Contact, in: The Nervous Child, Band 2, 217–250

Kehrer, Hans E. (2005): Autismus: Diagnostische, therapeutische und soziale Aspekte, 7. Auflage, Roland Asanger, Heidelberg

Kölbl, Carlos (2006): Die Psychologie der kulturhistorischen Schule, Vandenhoeck & Ruprecht, Göttingen

Kusch, Michael & Petermann, Franz (2001): Entwicklung autistischer Störungen, Hogrefe, Göttingen

Lewandowski, Theodor (1994): Linguistisches Wörterbuch 3, 6. Auflage, Quelle und Meyer, Heidelberg

Lüdtke, Ulrike (2006): Emotion und Sprache: Neurowissenschaftliche und linguistische Relationen, in: Die Sprachheilarbeit, 4, 160–175

Lurija, Alexsandr R. (1982): Sprache und Bewusstsein, Pahl-Rugenstein, Köln

Lurija, Alexandr R. & Judowitsch F. J. (1977): Die Funktion der Sprache in der geistigen Entwicklung des Kindes, Schwann, Düsseldorf

Lurija, Alexandr R. (2002): Über die zwei Hauptklassen aphasischer Sprachstörungen, in: aphasie suisse (Hrsg.) APHASIE und verwandte Gebiete 3/2002, Luzern, 27- 48

Lutz, Luise (1992): Das Schweigen verstehen, Springer, Berlin

Meister, Ingo G. & Iacoboni, Marco (2007): No Language-Specific Activation during Linguistic Processing of Observed Actions, PloS ONE, www.plosone.org, Zugriff am 16.12.2008

Metzinger, Thomas (1998): Der Begriff des Begreifens, hrsg. in: Die Zeit, Nr. 21, 14.05.1998

Mottron, Laurent (2011): The power of autism, hrsg. in: Nature, Volume 479, 3.11.2011, 33-35

Petermann, Franz, Kusch, Michael & Niebank, (1998): Entwicklungspsychopathologie, ein Lehrbuch, Beltz, Weinheim, Basel

Pinel, John P. J. & Pauli, Paul (2007): Biopsychologie, 6., aktualisierte Auflage, Pearson Studium, München

Pschyrembel (2002): Klinisches Wörterbuch, 259. Auflage, de Gruyter GmbH & Co KG, Berlin & New York

Reddy, Vasudevi & Trevarthen, Colwyn (2004): What we can learn about Babies from Engaging with their Emotions, Zero to Three, Vol. 24, No. 3, 9-15

Rissom, Ingrid (1985): Der Begriff des Zeichens in den Arbeiten Lev Semenovic Vygotskijs, Kümmerle, Göppingen

Rizzolatti, Giacomo, Craighero, L. & Fadiga, L. (2002): The mirror system in humans, in: Stamenov, M. I. & Gallese, V. (Hrsg.): Mirror neurons and the evolution of brain and language, Amsterdam, 37-59

Rizzolatti, Giacomo & Arbib, Michael A. (1998): Language within our grasp, Trends in Neurosciences, Vol. 21, Nr. 5, 188-194

Schore, Allan (1994): Affect regulation and the Origin of the Self, Lawrence Erlbaum Associates, Publishers, Hillsdale

Stamenov, I. Maxim & Gallese, Vittorio (2002): Mirror Neurons and the Evolution of Brain and Language, John Benjamins Publishing Company; Amsterdam, Philadelphia

Tattersall, Ian: Evolution des Geistes, hrsg. in: Spektrum der Wissenschaft, Dossier 1/04: Die Evolution des Geistes, 62-69

Thompson, Richard F. (1994): Das Gehirn – von der Nervenzelle zur Verhaltenssteuerung, Spektrum Akademischer Verlag, Heidelberg, Oxford

Trevarthen, Colwyn & Daniel, Stuart (2005): Rhythm and synchrony in Early Development, and Signs of Autism and Rett Syndrome, in: Infancy, Brain and Development, Vol. 27, 25-34

Trevarthen, Colwyn (2002): Autism, Sympathy of motives and music therapy, in: Enfance 2002/1, Volume 54, 86-99

Trevarthen, Colwyn, Aitken, Kenneth, Papoudi, Despina & Robarts, Jaqueline (1998): Children with Autism, Jessica Kingsley Publishers, London, ISBN 1 85302 555 0

Trevarthen, Colwyn, Aitken, Kenneth, Papoudi, Despina & Robarts, Jaqueline (1996): Children with Autism, Jessica Kingsley Publishers, London

Varela, F. J. & Maturana, H.R. (1987): Der Baum der Erkenntnis: die biologischen Wurzeln des menschlichen Erkennens, Scherz, Bern

Vygotskij, Lev S. (2002): Denken und Sprechen, Beltz, Weinheim und Basel

Vygotskij, Lev S. (1983): Zur Frage kompensatorischer Prozesse in der Entwicklung des geistig behinderten Kindes in: Jantzen, Wolfgang (Hrsg.) (2001): Jeder Mensch kann lernen – Perspektiven einer kulturhistorischen (Behinderten-)Pädagogik, Luchterhand Berlin, 115-136

Walle, J. H. & Feirtag, Michael (1990): Neuroanatomie, eine Einführung, Spektrum der Wissenschaft, Heidelberg

Wildgen, Wolfgang (2004): The Evolution of Human Language, Scenarios, principles, and cultural dynamics, John Benjamins Publishing Company, Amsterdam, Philadelphia

Williams, Donna (1992): Nobody nowhere: the extraordinairy autobiography of an autistic, Avon Books, New York

Williams, Donna (2005): Autism, An Inside-Out Approach, 6th impression of the British edition, Jessica Kingsley Publishers, London

Wygotskij, Lev (1985a): Ausgewählte Schriften, Band 1, Pahl-Rugenstein, Köln

Wygotskij, Lev (1985b): Ausgewählte Schriften, Band 2, Pahl-Rugenstein, Köln

www.unipr.it/arpa/mirror/english/staff/gallese.htm, Zugriff am 28.12.2008